U0380436

孕前优生 检查知多少

YUNQIAN YOUSHENG JIANCHA ZHI DUOSHAO

江苏省卫生健康发展研究中心
国家卫生健康委避孕药具警戒与生育力监测重点实验室　**组编**
江苏省生育力保护与卫生技术评估重点实验室

林 宁　吴玉璘　**主编**

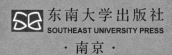
东南大学出版社
SOUTHEAST UNIVERSITY PRESS
·南京·

内容简介

本书围绕计划怀孕或已经怀孕人群关心的问题，用通俗易懂的语言，以问答的形式告诉读者孕前优生检查的具体项目、如何看懂检查的结果，以及如何在孕前预防感染性疾病等。

本书也可以作为基层妇幼健康医疗机构、社区卫生服务机构技术人员的参考资料，为计划怀孕人群提供优生优育、预防出生缺陷的科学知识。

图书在版编目（CIP）数据

孕前优生检查知多少/江苏省卫生健康发展研究中心，国家卫生健康委避孕药具警戒与生育力监测重点实验室，江苏省生育力保护与卫生技术评估重点实验室组编；林宁，吴玉璘主编. --南京：东南大学出版社，2023.12
ISBN 978-7-5766-1161-8

Ⅰ. ①孕… Ⅱ. ①林… ②吴… Ⅲ. ①优生优育 Ⅳ. ①R169.1

中国国家版本馆CIP数据核字(2023)第246487号

责任编辑：张新建　责任校对：子雪莲　封面设计：余武莉　责任印制：周荣虎

孕前优生检查知多少

组　　编：	江苏省卫生健康发展研究中心	
	国家卫生健康委避孕药具警戒与生育力监测重点实验室	
	江苏省生育力保护与卫生技术评估重点实验室	
主　　编：	林　宁　吴玉璘	
出版发行：	东南大学出版社	
出 版 人：	白云飞	
社　　址：	南京四牌楼2号　邮编：210096　电话：025-83793330	
网　　址：	http://www.seupress.com	
经　　销：	全国各地新华书店	
印　　刷：	徐州绪权印刷有限公司	
开　　本：	890 mm × 1 240 mm　1/32	
印　　张：	5.625	
字　　数：	120 千字	
版　　次：	2023 年12月第 1 版	
印　　次：	2023 年12月第 1 次印刷	
书　　号：	ISBN 978 - 7 - 5766 - 1161 - 8	
定　　价：	58.00 元	

本社图书若有印装质量问题，请直接与营销部调换。电话（传真）：025-83791830

编委会

前　言

我国是人口大国，也是出生缺陷高发国家。预防出生缺陷，提高出生人口素质是统筹解决人口问题的重要任务。开展孕前优生健康检查，有利于减少出生缺陷的发生风险，提高出生人口素质。

2010 年，国家人口和计划生育委员会、财政部联合启动"国家免费孕前优生健康检查项目"（以下简称"孕前优生检查项目"），推动出生缺陷预防关口前移。该项目 2019 年被纳入国家基本公共卫生服务项目，同时被列入健康中国建设和"十四五"国民健康规划，成为我国经济社会发展的重大战略需求和重点工作任务。

孕前优生检查的目的就是要在计划怀孕人群中筛查出有风险因素人群，对存在风险因素人群给予积极的咨询指导，提供进一步检查、诊断、治疗或者转诊服务，以降低出生缺陷的发生率。孕前优生检查服务内容包括病史询问、体格检查、临床实验室检查、必要的影像学检查、风险评估和咨询指导等 19 项，其中 13 项为临床实验室检查。

临床实验室检查结果是临床风险评估和咨询指导的重要依据。临床实验室检查的内容主要包括血常规、尿常规、阴道分泌物检查（含白带常规、淋球菌和沙眼衣原体检测）、血型、葡萄糖、肝功能、乙型肝炎血清学 5 项检测、肾功能、甲状腺功能，以及风疹病毒、巨细胞病毒、弓形虫、梅毒螺旋体 4 种病原体感染的筛查。

1

本书主要从临床实验室检查内容着手，围绕计划怀孕人群关心的问题，用通俗易懂的语言和一问一答的形式对孕前优生检查项目进行专业答疑解惑，对相关检查结果给予详尽解读，同时为如何在孕前预防感染性疾病提供专业指导。本书也可以作为基层妇幼保健服务机构、社区卫生服务中心、乡镇卫生院的相关技术人员的参考资料，为计划怀孕人群提供优生优育、出生缺陷预防的科学指导。

　　由于编者水平有限，书中错误之处在所难免，敬请读者指正！我们将在实践中不断完善，为与民生福祉切实相关的优生优育，预防和减少出生缺陷，提高出生人口素质贡献一份力量。

　　为简洁和方便起见，在书中涉及疾病、药物等名称时，有时用中文表示，有时用英文缩写表示。

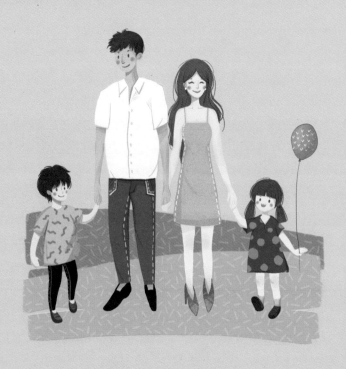

目 录

第1篇　血液里有"大学问"

第2篇 警惕"糖"衣炮弹

第3篇　肝脏与病毒的"较量"

第 4 篇　不可忽视的终"肾"大事

第7篇　解读神秘的病原体

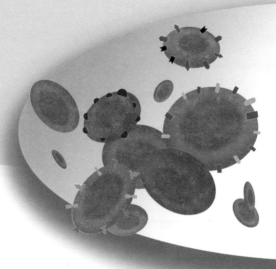

第 1 篇
血液里
有"大学问"

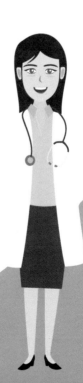

1. 什么是血型?

血型是指血液成分(包括红细胞、白细胞和血小板)表面的抗原类型。通常所说的血型是指红细胞膜上特异性抗原类型,而与临床关系最密切的是红细胞 ABO 血型系统及 Rh 血型系统。

2. 什么是 ABO 血型?

我们常说的 ABO 血型,是针对红细胞所带不同抗原和抗体而言。A 型血含有 A 抗原和抗 B 抗体;B 型血含有 B 抗原和抗 A 抗体;AB 型血含有 A 抗原和 B 抗原,无抗 A 和抗 B 抗体;O 型血含有抗 A 抗体和抗 B 抗体,无 A 抗原和 B 抗原。

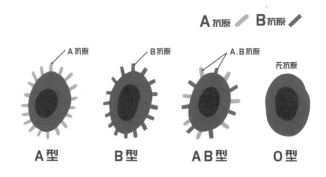

3. 什么是 ABO 亚型?

由于红细胞 A 或 B 抗原结构和性能或抗原位点数存在一定差异，可出现 A 亚型或 B 亚型。在 ABO 血型系统中，最多见的是 A_1、B、O 和 A_1B 血型，此外，A 亚型还有 A_2、A_3、A_X 和 A_m 等，B 亚型还有 B_3、B_m 和 B_X 等。

4. 什么是 Rh 血型?

Rh 血型系统，意为恒河猴（Rhesus Macacus）血型系统。1940 年兰德斯坦纳等在做动物实验时发现恒河猴和多数人体内红细胞存在 D 血型物质（抗原）。根据红细胞表面是否存在 D 抗原，Rh 血型可分为 RhD（+）和 RhD（-）。当红细胞表面含有 D 抗原则为 RhD（+），缺乏则为 RhD（-）。

5. 什么是稀有血型?

当某种血型在人群中仅有约小于千分之一的人拥有时，即可认为是稀有血型。这种血型不仅在 ABO 系统中存在，而且在稀有血型系统中还存在一些极为罕见的血型，如 Rh、Kidd、P、Lewis、Deigo、Duffy、Kell、Lutheran 等。

6. 什么是常说的"熊猫血"？

据统计，我国汉族人和大部分少数民族人 RhD（＋）占比达到99.7%，RhD（－）人数少，因此又称 RhD（－）为"熊猫血"。

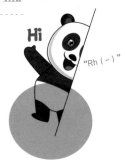

7. 什么是母儿血型不合？孕前为什么要做血型检测？

胎儿的血型抗原可通过胎盘屏障进入母体，如果胎儿从父亲遗传获得的血型抗原（如 RhD 和 ABO 血型抗原）恰恰为母亲所缺乏的血型抗原，该抗原可使母亲体内产生相应抗体，此种抗体经胎盘进入

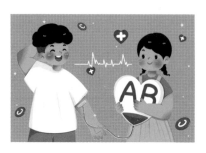

胎儿体内并与胎儿红细胞上的相应血型抗原结合，可引起红细胞坏死，导致胎儿溶血或新生儿早发性黄疸等并发症。而孕前血型检测有助于判断怀孕后胎儿发生 ABO 溶血或 Rh 溶血的可能性，

医生可根据血型检测结果预判并采取措施进行干预，避免溶血性贫血、新生儿黄疸等并发症的发生。

8. 什么是 ABO 血型不合?

ABO 血型不合，最常见的是母亲血型为 O 型，胎儿或新生儿血型为 A 型或 B 型。一般第一胎即可发病，分娩次数越多，发病率越高，而且一次比一次严重。

9. 什么是 Rh 血型不合?

Rh 血型不合在我国发病率较低，通常是由于母亲为 Rh 阴性血型，胎儿为 Rh 阳性血型。一般第一胎不发病，而从第二胎开始发病。但是，如果 Rh 阴性母亲在第一胎之前接受过 Rh 阳性的血液制剂输注，那第一胎也可发病。

10. 什么情况下 Rh 血型阴性的孕妇体内会产生抗 D 抗体?

Rh 血型阴性的孕妇是 RhD 抗原阴性，当其怀有 Rh 血型阳性的胎儿时，在遇腹部创伤、前置胎盘、胎盘早剥、先兆流产、有创（穿刺）检查、流产、分娩及输血等情况时，皆有可能接触到 Rh 阳性的红细胞而被致敏产生抗 D 抗体。

11. 什么时候可能发生非 ABO 血型系统胎儿或新生儿溶血病？

以 Rh 血型系统为例，首次妊娠的 Rh 阴性孕妇在妊娠晚期或临产时，胎儿红细胞易进入母体，使母体内产生 Rh 抗体（抗 D），但由于初次免疫反应后产生 IgM 抗体不能通过胎盘进入胎儿体内，故首次妊娠一般不发生新生儿溶血病。当再次妊娠时，孕妇体内产生的抗 D 的 IgG 抗体可通过胎盘进入胎儿血液循环，并包被胎儿红细胞，导致胎儿或新生儿红细胞破坏而引起新生儿溶血病。

12. 母儿血型不合的实验室检测有哪些？

母儿血型不合的实验室检测包括：血常规检测、血清胆红素检测、血型血清学检测（抗体效价检测和抗人球蛋白检测）等。

13. 如何诊断母儿血型不合？

（1）既往有原因不明的死胎、流产、输血史、新生儿重症黄疸史的孕妇或孩子出生后出现进行性黄疸加深，建议做特异性血型抗体检测。

（2）ABO 血型不合：IgG 抗 A 抗体或 IgG 抗 B 抗体滴度 ≥ 1：64，可疑胎儿溶血。

（3）Rh 血型不合：抗 D 抗体滴度 ≥1：2 即有意义。

14. 母儿 Rh 血型不合时如何处理？

RhD 抗原阴性母亲在分娩出 RhD 抗原阳性新生儿后 72 h 内，肌肉注射抗 D 的 IgG 抗体血清制剂以避免被致敏，再次妊娠 29 周时再次肌肉注射 1 次效果更好；对流产者、羊膜穿刺后或输注 RhD 抗原阳性血液制剂时，应肌肉注射同样剂量的抗 D 的 IgG 抗体血清制剂。

15. 特殊血型的孕产妇如何备血与输血？

（1）ABO 亚型首选 O 型洗涤红细胞；RhD 阴性且抗 D 阴性者，首选 ABO 血型同型、RhD 阴性红细胞成分；意外抗体筛查阳性者，首选 ABO 血型同型且血型意外抗体的对应抗原阴性的红细胞成分。

（2）危及孕产妇生命且无 ABO 血型同型和相容且 RhD 阴性和（或）意外抗体的对应抗原阴性的红细胞成分时，以抢救生命为第一原则，当输红细胞是唯一选择时，可选择 ABO 血型同型且 RhD 阳性和（或）意外抗体的对应抗原阳性的红细胞成分。

16. 什么是贫血？

贫血是指外周血液在单位体积中的血红蛋白（Hb）浓度、红细胞计数（RBC）和（或）血细胞比容（HCT）低于正常低限，其中以 Hb 浓度较为重要。贫血通常是一种症状而不是一个独立的疾病，各个系统的疾病均可引起贫血。根据我国诊断标准，成年男性 Hb 浓度 <120 g/L，成年女性（非妊娠）Hb 浓度 <110 g/L，孕妇 Hb 浓度 <100 g/L，可诊断为贫血。

17. 贫血的分类有哪些？

（1）依据发病机制和（或）病因不同分为红细胞生成减少性贫血、红细胞破坏过多性贫血（溶血性贫血）和红细胞丢失过多性贫血（失血性贫血）；

（2）按贫血进展速度分为急、慢性贫血；

（3）按红细胞形态分为大细胞性贫血、正常细胞性贫血、小细胞性贫血和小细胞低色素性贫血；

（4）按血红蛋白浓度分为轻度、中度、重度和极重度贫血；

（5）按骨髓红系增生情况分为增生不良性贫血（如再生障碍性贫血）和增生性贫血。

18. 哪些人群容易发生贫血？

贫血的发生不仅与个体营养状况有关，也与罹患某些疾病密切相关。如引起贫血的血液系统疾病主要有白血病、骨髓增生异常综合征、再生障碍性贫血和多发性骨髓瘤等；引起贫血的非血液系统疾病主要有胃肠道疾病、肾脏疾病与风湿性疾病等。

此外，在育龄女性中，长期偏素食、节食减肥、过多饮用咖啡、月经量大、月经持续时间长以及有消化性溃疡病史或胃肠功能不良的女性更易发生贫血。

19. 什么是妊娠期生理性贫血？

由于妊娠期血容量的增加（主要是以血浆增加较多），而红细胞增加相对较少，出现生理性血液稀释，导致孕妇血红蛋白浓度 < 100 g/L 时诊断为贫血。

20. 妊娠期生理性贫血的原因有哪些?

从孕6~8周开始,孕产妇血容量逐渐增加,孕中期(孕20周)增长迅速,到孕32~34周时达到峰值,此后一直维持该水平至分娩。与非孕期正常女性相比,孕期孕产妇血容量平均增加35%~50%。

孕产妇血容量的增加,以血浆增加为主,红细胞计数增加低于血浆增加。因此,孕期可出现生理性血液稀释。

21. 妊娠期血红蛋白的变化规律有哪些?

一般来说,从孕16周开始,血红蛋白浓度会稳定下降,到孕第24周达到最低点。而分娩后血红蛋白浓度会逐渐增加,约分娩后第42 d,血红蛋白浓度可恢复至孕前水平。

22. 什么是妊娠合并贫血?

世界卫生组织推荐,妊娠期血红蛋白(Hb)浓度 <110 g/L,可诊断为妊娠合并贫血。根据 Hb 浓度水平不同,妊娠合并贫血可分为轻度(100~109 g/L)、中度 (70~99 g/L)、重度(40~69 g/L)和极重度贫血(<40 g/L)。而我国目前普遍采用 Hb 浓度 < 100 g/L 作为诊断妊娠期贫血的标准。

23. 妊娠合并贫血对母儿的影响有哪些？

妊娠合并贫血会增加母体妊娠期高血压疾病、胎膜早破、产褥感染和产后抑郁的发生风险，还会增加胎儿生长受限、胎儿缺氧、羊水减少、早产、死胎、死产、新生儿窒息、新生儿缺血缺氧性脑病的发生风险。

24. 什么是缺铁性贫血？

缺铁性贫血是最常见的贫血，是由于体内储存铁缺乏导致血红蛋白合成减少而引起的一种小细胞低色素性贫血。引起缺铁性贫血的主要原因有铁摄入量不足、吸收障碍、需要量增加、利用障碍或丢失过多等。

25. 缺铁性贫血的实验室检查有哪些？

（1）血常规：缺铁性贫血患者的血红蛋白（Hb）浓度、平均红细胞体积（MCV）、平均血红蛋白含量（MCH）、平均血红蛋白浓度（MCHC）均降低，血涂片表现为小细胞低色素贫血。

（2）血清铁蛋白：贫血患者血清铁蛋白浓度 <20 μg/L 时应考虑缺铁性贫血。

（3）血清铁、总铁结合力（TIBC）和转铁蛋白饱和度：缺铁性贫血患者血清铁和转铁蛋白饱和度降低，总铁结合力升高，但这三个指标易受其他因素影响。

26. 缺铁性贫血的临床症状有哪些？

缺铁性贫血的临床症状与贫血程度相关。最常见的症状为疲劳。此外，贫血严重者还有脸色苍白、心悸、乏力、头晕、呼吸困难和烦躁等表现。

27. 缺铁性贫血的临床分期有哪些？

根据储存铁浓度的高低，缺铁性贫血可分为3期：（1）铁减少期；（2）缺铁性红细胞生成期；（3）缺铁性贫血期。

28. 什么是铁缺乏？

铁缺乏目前尚无统一的诊断标准。《妊娠期铁缺乏和缺铁性贫血诊治指南》推荐，血清铁蛋白浓度 <20 μg/L 时可诊断为铁缺乏。

29. 铁缺乏的高危因素有哪些?

铁缺乏的高危因素包括曾患过贫血、在1年内连续妊娠、多次妊娠以及素食等。

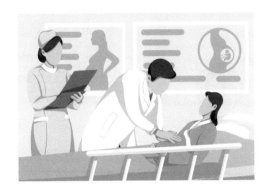

30. 什么是妊娠期缺铁性贫血?

妊娠期缺铁性贫血是指妊娠期因铁缺乏所致的贫血。缺铁性贫血是妊娠合并贫血的最常见原因。

31. 妊娠期缺铁性贫血如何处理?

（1）轻、中度缺铁性贫血患者以口服铁剂治疗为主，同时可多进食铁含量丰富的食物；

（2）重度缺铁性贫血患者可通过口服或注射铁剂治疗，还可少量、多次输注浓缩红细胞；

（3）极重度缺铁性贫血患者首选输注浓缩红细胞，待血红蛋白（Hb）浓度达到70 g/L以上、症状改善后，可改为口服或注射铁剂治疗。

32. 如何指导妊娠期缺铁性贫血孕妇的饮食？

缺铁性贫血孕妇应多食用含铁丰富的食物，如红色肉类、鱼类及禽类等。水果、绿叶蔬菜、菜花等含维生素C的食物可以促进铁的吸收，而牛奶、奶制品、谷物、高精面粉、坚果、豆类、咖啡、茶等则可以抑制铁的吸收。因此，服用铁剂治疗时，建议与维生素C共同服用，可以增加铁的吸收率。

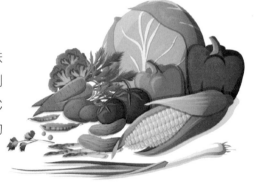

33. 妊娠期贫血如何处理？

妊娠合并贫血的高发地区，在排除孕产妇贫血是源于铁利用障碍后，宜采取口服铁剂 30~60 mg/d、叶酸 400 µg/d 的常规产前保健措施。对于妊娠合并贫血并且有输血指征的孕产妇，推荐采取输注红细胞悬液等措施。

34. 什么是血小板?

血小板在很久以前一直被认为是血液中的无功能的细胞碎片，直到 1882 年意大利医师 J.B. 比佐泽罗发现它们在血管损伤后的止血过程中起着重要作用，才首次提出血小板的命名。血小板在静息状态下呈双凸碟状，平均直径是 2 ~ 4 μm，是一种无核细胞，来自骨髓巨核细胞，由多能造血干细胞经巨核系祖细胞分化而来。

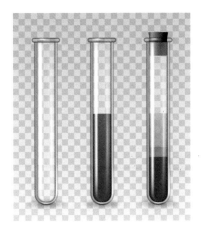

血常规检测采血管中因抗凝剂的存在，经过离心会出现肉眼可见的分层现象：最下面红色部分是红细胞，最上面淡黄色半透明的是血浆，中间最少的那层白色，即白细胞和血小板所在层。正常人体内血小板计数为 $(100 ~ 300) \times 10^9/L$。

35. 血小板的代谢周期有多长?

通常情况下，人体血液各种血细胞代谢周期为：红细胞 120 d、白细胞 9~13 d、血小板 7~14 d。我们人体中血小板在不断新陈代谢，每天有 10%~20% 的血小板衰老而死亡，同时也有新的血小板不断生成。

36. 血小板的生理功能有哪些？

生理情况下，血小板在血管内处于静息状态，当血管内皮损伤等因素激活血小板后，血小板发生黏附、聚集和释放反应参与初期止血。血小板还能释放肾上腺素，引起血管收缩，促进止血。同时血小板使纤维蛋白原转变成纤维蛋白，促使形成血凝块参与凝血过程。

37. 血小板异常的常见疾病有哪些？

人体正常血小板数量的参考范围是 $(100 \sim 300) \times 10^9/L$，一旦体内血小板数量或功能发生异常，则会对人体健康产生影响。

（1）血小板数量异常

血小板减少：血小板生成减少，如再生障碍性贫血、骨髓浸润（如急性白血病、转移癌）；血小板破坏过多，如原发免疫性血小板减少症（ITP）；血小板消耗过多，如弥散性血管内凝血（DIC）、血栓性血小板减少性紫癜（TTP）；血小板分布异常，主要见于脾亢、脾肿大等相关疾病。

血小板增多：原发性血小板增多症。

（2）血小板功能异常

先天性：巨大血小板综合征（黏附功能障碍）、血小板无力症（聚集功能障碍）、贮存池病（血小板分泌功能障碍）。

获得性：尿毒症、肝脏疾病、抗血小板药物应用。

38. 什么是原发免疫性血小板减少症？

　　原发免疫性血小板减少症（ITP），又称特发性血小板减少性紫癜，是一种获得性自身免疫性疾病。该病的发生是由于机体对自身血小板抗原的免疫失耐受，产生体液免疫和细胞免疫介导的血小板过度破坏和血小板生成不足，出现血小板减少，伴或不伴出血的临床表现。ITP 的发病率为 (5 ~ 10) ／ 10 万人口，男女发病率相近，育龄期女性发病率高于同年龄段男性，60 岁以上人群的发病率明显增高。

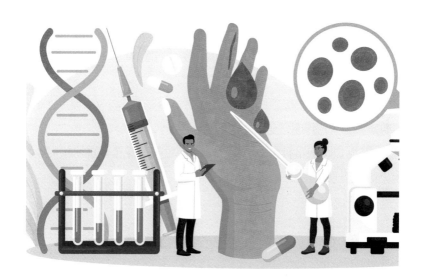

39. 原发免疫性血小板减少症实验室检查有哪些?

（1）血常规：至少 2 次血小板计数低于正常（100×10^9/L），血小板平均体积偏大。除大量出血外，一般无明显贫血。除急性失血外，白细胞计数和分类正常。

（2）血涂片：外周血涂片镜检以排除假性血小板减少和部分非免疫性血小板减少，如白血病、巨幼细胞性贫血、血栓性血小板减少性紫癜以及先天性血小板减少等。

（3）骨髓象：巨核细胞数量正常或增加，伴成熟障碍，表现为巨核细胞体积变小，胞浆内颗粒减少，幼稚巨核细胞增加；有血小板形成的巨核细胞显著减少；红系及粒、单核系均正常。

（4）自身抗体系列检测（如风湿系列）：排除其他自身免疫性疾病所致血小板减少。

（5）血浆血小板生成素（TPO）：鉴别 ITP 与再生障碍性贫血或骨髓增生异常综合征（MDS）。

（6）血小板抗体的检测：鉴别免疫性与非免疫性血小板减少，但无法鉴别原发性 ITP 与继发性 ITP。

40. 原发免疫性血小板减少症如何诊断?

（1）至少 2 次检测血小板计数减少，血细胞形态无异常。

（2）体检脾脏一般不增大。

（3）骨髓检查巨核细胞数正常或增多，有成熟障碍。

（4）排除其他继发性血小板减少症，如：自身免疫性疾病、甲状腺疾病、药物诱导的血小板减少、同种免疫性血小板减少、淋巴系统增殖性疾病、骨髓增生异常（再生障碍性贫血和骨髓增生异常综合征）、恶性血液病、慢性肝病脾功能亢进、血小板消耗性减少、妊娠血小板减少、感染等所致的继发性血小板减少、假性血小板减少以及先天性血小板减少等。

41. 妊娠期遇上血小板减少症如何处理？

妊娠期由于血容量增加，会导致相对性血液稀释、血小板破坏加速，血小板计数可出现轻度下降，这是妊娠期血小板减少最常见的原因（70%~80%），也称为妊娠相关血小板减少症（PAT）。PAT

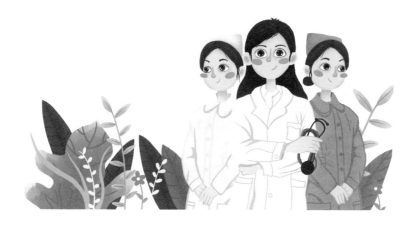

常在妊娠中后期出现，既往并无血小板减少病史，血小板一般不低于 $80 \times 10^9/L$，不伴有新生儿血小板减少及母婴不良事件，分娩后 1~2 个月血小板计数可恢复正常。

妊娠期血小板减少还可见于 ITP、系统性红斑狼疮（SLE）等疾病，有些孕妇会出现皮肤出血点、牙龈出血、血尿等临床表现，这时候孕妇需要引起高度重视，密切关注病情发展，寻求专业医生帮助，在产科医生和血液科医生共同指导下进行治疗及分娩。

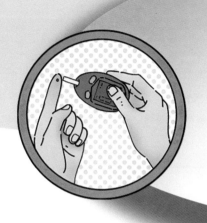

第 2 篇

警惕"糖"衣炮弹

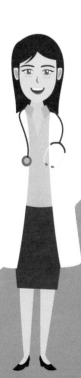

42. 什么是糖尿病?

糖尿病是一组由多病因引起以慢性高血糖为特征的代谢性疾病,是由于胰岛素分泌和(或)利用缺陷以及遗传和环境因素的复合病因引起的临床综合征,但目前其病因和发病机制仍未完全阐明。

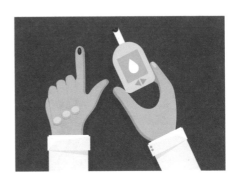

43. 为什么会得糖尿病?

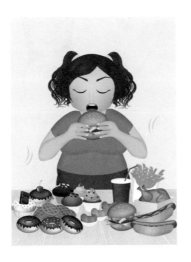

胰岛素是机体内唯一降低血糖的激素,由胰岛 β 细胞合成和分泌。如果胰岛 β 细胞被破坏或功能障碍导致胰岛素分泌不足或机体对胰岛素作用不敏感,导致血液中的葡萄糖不能被有效利用或储存,血液中的葡萄糖水平就会升高,如果超出肾糖阈,则糖从尿中排出形成糖尿。总体来说,糖尿病是遗传因素和环境因素共同作用导致的疾病。

44. 哪些人容易得糖尿病?

(1)有糖尿病前期史或一级亲属有糖尿病史者。

(2)年龄≥40岁,体质指数(BMI)≥24 kg/m^{2}和(或)中心型肥胖(男性腰围≥90 cm,女性腰围≥85 cm),缺乏体力活动者。

(3)有多囊卵巢综合征病史、巨大儿分娩史或有妊娠糖尿病病史的女性。

(4)有动脉粥样硬化性心血管疾病(ASCVD)史者;有高血压史,或正在接受降压治疗者;有黑棘皮病者。

(5)高密度脂蛋白胆固醇<0.90 mmol/L和(或)甘油三酯>2.22 mmol/L,或正在接受调脂药治疗者。

(6)有类固醇类药物使用史或长期接受抗精神病药物或抗抑郁症药物治疗者。

(7)中国糖尿病风险评分总分≥25分(评分指标包括年龄、收缩压、体质指数、腰围、糖尿病家族史和性别)者。

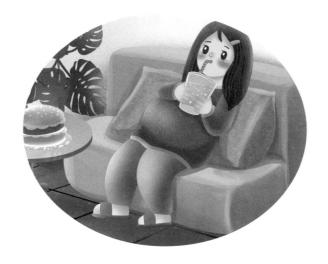

45. 糖尿病分类有哪些?

根据病因学证据将糖尿病分为 4 种类型,即 1 型糖尿病(T1DM)、2 型糖尿病(T2DM)、特殊类型糖尿病和妊娠糖尿病(GDM),其中 T2DM 占 90% 以上。

T1DM 与 T2DM 主要区别

类型	发病机制	胰岛素分泌	三多一少	患病年龄	肥胖体型	胰岛素依赖
T1DM	胰岛 β 细胞被破坏,数量减少	显著下降或缺失	明显	青少年	不明显	是
T2DM	胰岛 β 细胞功能障碍或胰岛素抵抗	相对减少	不明显	40 岁以上	典型	否

46. 糖尿病危害有哪些?

糖尿病患者可发生急性和慢性并发症。急性并发症主要有糖尿病酮症酸中毒(DKA)和高渗性高血糖状态(HHS),可导致昏迷和意识障碍。慢性并发症涉及全身各个系统,主要包括糖尿病肾病、糖尿病视网膜病变、糖尿病神经病变、糖尿病下肢动脉病变、糖尿病足病等。另外,糖尿病患者发生心血管疾病的风险比正常人要增加 2~4 倍。

47. 为什么要做糖尿病筛查?

半数以上的 2 型糖尿病患者在早期无明显临床表现,糖尿病筛查可使这些患者得以早期发现、早期治疗,有助于提高糖尿病及其并发症的防治率。

48. 糖尿病筛查怎么做?

(1)空腹血糖(FPG)检查

禁食至少 8 h,以 12 ~ 14 h 为宜,不宜超过 16 h,可饮少许水,宜安排在 7:00 ~ 9:00 采血。正常范围:3.9 ~ 6.1 mmol/L。

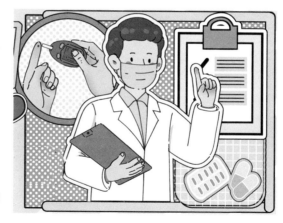

(2)口服葡萄糖耐量试验(OGTT)检查

在禁食至少 8 h 后,清晨空腹抽血,然后将 75 g 无水葡萄糖粉溶入 300 mL 水中,于 5 min 内喝完。在喝第一口时计时,分别测定 1 h、2 h 的血糖值。正常范围:0.5 ~ 1.0 h 达峰值,不超过 11.1 mmol/L,2.0 h < 7.8 mmol/L。

49. 口服葡萄糖耐量试验筛查实验需要注意什么?

（1）检查前 3 d 正常饮食；

（2）抽血检查前至少需要空腹 8 h，也应避免空腹时间过长而导致的清晨反应性高血糖；

（3）将 75 g 无水葡萄糖粉冲入 300 mL 温水中全部溶解后，5min 内慢慢喝完；

（4）抽血期间需静坐、禁烟、禁食、禁水；

（5）建议于上午 9 点前抽取空腹血，时间太晚可能影响检测结果；

（6）第三次抽血结束后，及时补充水和食物。

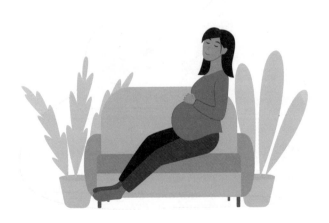

50. 糖尿病前期及糖尿病的诊断标准是什么?

分类	诊断标准
糖尿病前期	IFG: 6.1 mmol/L ≤ 空腹血糖 <7.0 mmol/L 且 OGTT 2h 血糖 < 7.8 mmol/L
	IGT: 空腹血糖 < 7.0 mmol/L 且 7.8 mmol/L ≤ OGTT 2h 血糖 < 11.1 mmol/L
	HbA1c: 5.7% ~ 6.4%
糖尿病	典型糖尿病症状，伴随机血糖 ≥ 11.1 mmol/L，或空腹血糖 ≥ 7.0 mmol/L
	或 OGTT 2h 血糖 ≥ 11.1 mmol/L，或 HbA1c ≥ 6.5%
	无糖尿病典型症状者，需改日复查确认

注: IFG: 空腹血糖受损; OGTT, 口服葡萄糖耐量试验; IGT: 糖耐量减低; HbA1c: 糖化血红蛋白（在我国采用标准化检测方法且有严格质量控制的医疗机构可采用 HbA1c 诊断糖尿病）。典型糖尿病症状包括烦渴多饮、多尿、多食、不明原因体重下降和视力模糊等。随机血糖指不考虑上次用餐时间，一天中任意时间的血糖。

51. 糖尿病如何管理?

（1）控制血糖：建议餐前末梢血糖控制在 4.4 ~ 7.0 mmol/L，餐后末梢血糖峰值（通常在进餐开始后 1 ~ 2 h）控制在 <10.0 mmol/L。

（2）控制血压：糖尿病前期合并高血压患者推荐血压控制目标为 < 140/90 mmHg（1 mmHg ≈ 0.133 kPa）；能耐受者、

伴有微量白蛋白尿者和部分高
危及以上的患者可进一步降至
<130/80 mmHg。2型糖尿病合
并高血压的患者，推荐血压控制
目标为 <130/80 mmHg。

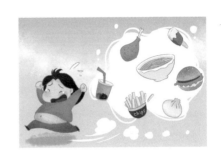

（3）控制血脂：采用改善
生活方式或药物控制甘油三酯。

（4）健康的生活方式：优先选择低糖生成指数碳水化合物，增
加膳食纤维摄入；限盐、限酒、戒烟；适量运动等。

 ## 52. 什么是妊娠糖尿病？

妊娠糖尿病（GDM）是一种特殊类型的糖尿病，是指妊娠期间
出现或首次发生的空腹血糖或糖耐量异常等糖代谢紊乱的总称，是妊
娠期最常见的并发症之一，常发生于孕中晚期。

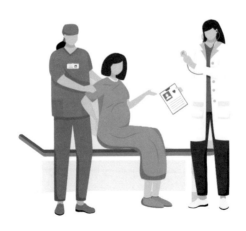

53. 妊娠糖尿病的发病率如何？

随着生活水平的提高和生活方式的改变，GDM 的发病率呈明显升高趋势。国际糖尿病联盟相关数据显示，每 4 例孕妇中就有 1 例患有高血糖，其中 90% 为 GDM。

54. 妊娠糖尿病发生的原因有哪些？

GDM 病因复杂，其高危因素包括种族和母体因素，如高龄、妊娠前超重或肥胖、妊娠期体重过度增长、多囊卵巢综合征、糖尿病家族史、GDM 病史、巨大儿分娩史、多次妊娠史、妊娠期高血压疾病等。

55. 哪些人群容易患妊娠糖尿病？

（1）一级亲属患有糖尿病或有妊娠糖尿病史；

（2）既往有多囊卵巢综合征、甲减或糖耐量异常的病史；

（3）年龄 > 30 岁，尤其是 35 岁以上的高龄孕妇；

（4）肥胖（尤其是重度肥胖），孕前 BMI 指数 > 24；

（5）早孕期空腹尿糖反复阳性；

（6）曾分娩体重 > 4 kg 的胎儿。

56. 什么时候进行妊娠糖尿病筛查?

（1）所有孕妇在首次产前检查时进行空腹血糖（FPG）筛查，FPG ≥ 5.6 mmol/L 可诊断为"妊娠合并空腹血糖受损（IFG）"，妊娠期可不再行口服葡萄糖耐量试验（OGTT）检查。

（2）早孕期 FPG 在 5.1 ~ 5.6 mmol/L 的孕妇，在妊娠 24 ~ 28 周直接行 OGTT 检查或复查 FPG，FPG ≥ 5.1 mmol/L 可诊断为 GDM；FPG < 5.1 mmol/L 时则行 75 g OGTT 检查。

（3）若首次产前检查在妊娠 28 周以后，建议直接行 OGTT 检查。

57. 妊娠糖尿病筛查方法有哪些?

（1）口服葡萄糖耐量试验（OGTT）

孕妇在禁食至少 8 h 后先抽取空腹血，然后将 75 g 无水葡萄糖粉溶入 300 mL 水中于 5 min 内喝完，测定 1 h、2 h 的血糖值。

（2）连续血糖监测（CGM）

CGM 是指定期测定随机空腹血糖和餐后 2 h 血糖，可反映被检者的血糖变化状况，适合不能耐受口服葡萄糖负荷的妊娠糖尿病高危孕妇。

（3）空腹血糖（FPG）

孕 24 周前 FPG < 4.7 mmol/L 能有效识别出无妊娠糖尿病的女性，但是妊娠期间激素水平的变化会导致生理性的胰岛素抵抗状态，采用 FPG 对妊娠糖尿病进行筛查的特异度与敏感度均偏低。

（4）糖化血红蛋白
（HbA1c）

通常认为，HbA1c 浓度
可有效地反映过去 8 ～ 12 周
平均血糖水平。作为临床常
见的血糖监测指标，能为孕
妇较长一段时间内的血糖状
况提供重要参考依据。然而，
HbA1c 水平受孕妇营养情
况、贫血及妊娠期生理性水
肿等众多因素的影响，不适
用于常规筛查妊娠糖尿病。

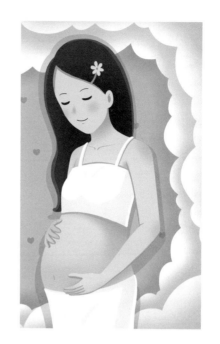

 ## 58. 妊娠糖尿病如何诊断？

75 g 口服葡萄糖耐量试验 (OGTT) 检查中，空腹血糖 ≥
5.1 mmol/L、1 h 血糖 ≥ 10.0 mmol/L、2 h 血糖 ≥ 8.5 mmol/L，
任意一项血糖值达到上述标准即可诊断为妊娠糖尿病。

59. 妊娠糖尿病如何分类?

妊娠糖尿病（GDM）可分为 A1 型和 A2 型两种，其中经过营养管理和运动指导可将血糖控制理想者定义为 A1 型 GDM；需要加用降糖药物才能将血糖控制理想者定义为 A2 型 GDM。

60. 妊娠糖尿病如何管理和治疗?

（1）能量摄入

妊娠早期不低于 1600 kcal/d（1 kcal ≈ 4.19 kJ），妊娠中晚期 1800~2200 kcal/d；伴孕前肥胖者适当减少能量摄入，但妊娠早期不低于 1600 kcal/d，妊娠中晚期适当增加。

（2）妊娠期体重管理

建议孕前体重正常的 GDM 孕妇妊娠期增重 8.0~14.0 kg，孕前超重和肥胖孕妇妊娠期增重应减少。

（3）运动

妊娠前和妊娠早期规律运动，可使 GDM 的患病风险分别下降 51% 和 48%，且运动强度越大，对 GDM 的预防作用越显著。无运动禁忌证的孕妇，推荐 1 周中至少 5 d 每天进行

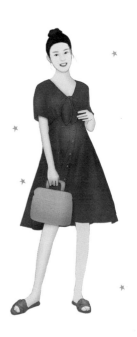

30 min 中等强度的运动，如步行、快走、游泳、固定式自行车运动、瑜伽、慢跑等。

（4）血糖监测

GDM 孕妇可使用微量血糖仪自我监测并记录空腹及餐后血糖水平。GDM 孕妇妊娠期血糖控制目标为餐前及空腹血糖（FPG）< 5.3 mmol/L，餐后 1 h 血糖 < 7.8 mmol/L 或餐后 2 h 血糖 < 6.7 mmol/L，还应避免夜间血糖 < 3.3 mmol/L。

（5）治疗

GDM 孕妇通过饮食加运动管理后血糖仍不达标者，需及时接受胰岛素治疗。

61. 妊娠糖尿病孕妇如何选择分娩时间和方式？

（1）分娩时间

A1 型 GDM 孕妇经饮食和运动管理后，血糖控制良好者，推荐在妊娠 40 ~ 41 周终止妊娠；A2 型 GDM 需要胰岛素治疗且血糖控制良好者，推荐在妊娠 39 ~ 39 周 +6 天终止妊娠。

（2）分娩方式

糖尿病本身不是行剖宫产术分娩的指征，分娩方式的选择应根据母儿状况决定。

62. 妊娠糖尿病产后管理怎么做?

　　妊娠糖尿病(GDM)是 T2DM 的高危因素,GDM 产妇未来发生 2 型糖尿病的风险是健康妇女的 7 ~ 10 倍,应当对所有 GDM 产妇进行长期随访。GDM 产妇的初次随访于产后 4 ~ 12 周进行,行75 g 口服葡萄糖耐量试验(OGTT)检查。结果正常者,推荐此后每 1 ~ 3 年进行血糖检测,若结果异常,需及时至内分泌科就诊。

63. 妊娠糖尿病对母儿的影响有哪些?

　　孕期高血糖会导致母儿近期和远期不良结局。妊娠早期可能引起畸形、死胎、流产等,妊娠晚期可发生巨大儿、剖宫产、肩难产和新生儿低血糖等。对子代远期也会产生不良影响,如子代肥胖、糖代谢受损及心血管疾病等,还可使母亲再次妊娠时 GDM 发病率及远期并发症(如 2 型糖尿病和心血管疾病)的发生风险增加。

64. 妊娠糖尿病如何预防?

　　GDM 的预防主要包括饮食和运动,补充肌醇、维生素 D 等在GDM 的预防中可能发挥一定的作用。

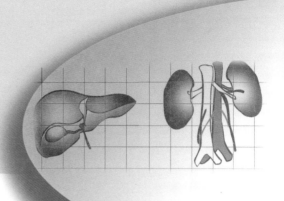

第 3 篇

肝脏与病毒的"较量"

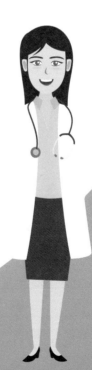

65. 肝脏功能有哪些?

肝脏是人体内最大的多功能实质性器官。肝脏的功能十分强大，具有分泌胆汁、帮助消化、合成蛋白、激素灭活、解毒等多种功能。有生育意愿的夫妇建议养成良好生活习惯，保证肝脏的正常功能：少吃高油、高盐、高糖食品；适量运动；不饮酒、不熬夜，合理用药。

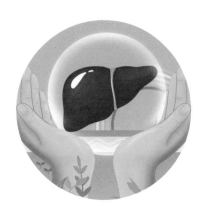

66. 什么是肝功能检测?

肝功能检测是临床诊断肝脏基本功能状态的重要手段，不同的肝功能指标有不同的临床意义。女性怀孕后，肝功能指标可能会有不同程度变化。按时产检、做好肝功能检测，可以及时了解孕妇有无肝脏细胞损害，肝脏代谢及合成功能是否正常。如有异常，应及早干预。

67. 肝功能检测常见指标有哪些?

（1）谷丙转氨酶（ALT）、谷草转氨酶（AST）

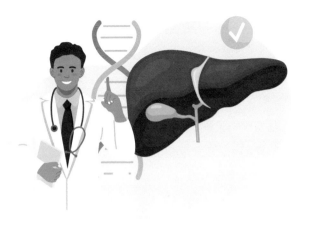

　　谷丙转氨酶及谷草转氨酶是反映肝细胞损伤的敏感指标，若出现异常增高提示肝细胞可能发生炎症或坏死，与各种原因引起的急性肝炎、病毒性肝炎等相关。

　　（2）谷草转氨酶/谷丙转氨酶的比值（AST/ALT）

　　谷草转氨酶和谷丙转氨酶的比值，是检测肝功能是否正常的重要指标。该比值超过正常范围时，提示可能患有乙型病毒性肝炎和酒精性肝病等。

　　（3）胆红素

　　总胆红素包括间接胆红素和直接胆红素，是反映肝脏的排泄功能是否正常的重要指标。总胆红素升高表示肝脏功能存在异常，可能出现黄疸型肝炎。

　　（4）白蛋白

　　肝脏是合成白蛋白的场所。人血清白蛋白水平降低，提示可能存在营养不良和慢性肝损伤等。

68. 肝功能检测注意事项有哪些？

（1）检查前必须空腹，一般为 8～10 h，最好是早晨做肝功能检查。

（2）检查前一天禁饮酒。

（3）检查前一天晚上勿食油腻、辛辣食物，避免使血脂增高。

（4）上呼吸道感染可能影响肝功能检测结果。因此，如有上呼吸道感染，一般应在上呼吸道感染治愈后 7 d 再做肝功能检测。

（5）服用某些服药可能影响肝功能检测的准确性，若正在服用药物，应及时告诉医生。

69. 什么时候进行妊娠期肝功能检测？

妊娠期肝功能检测通常有两次，第一次是在首次产检时，第二次是在临近分娩时。若有病毒性肝炎、非酒精性脂肪肝或妊娠期肝内胆汁淤积症等，孕期应遵医嘱定期监测肝功能情况。

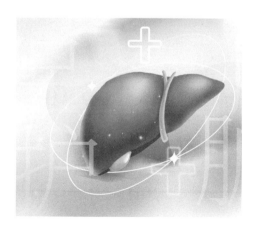

70. 妊娠期间出现的肝功能生理性变化有哪些?

（1）白蛋白降低

因为激素水平变化，怀孕后过多的水分滞留在体内，血液被稀释，人血清白蛋白浓度会下降，多在 28 ~ 37 g/L，一般不会出现浆膜腔积液、水肿等相关临床表现。

（2）碱性磷酸酶升高

碱性磷酸酶（ALP）存在于肝脏和胎盘中。随着胎儿的生长发育，胎盘中的 ALP 会释放到母亲血液中，孕妇的 ALP 就会升高。ALP 在孕晚期可升高至正常值上限的 3 倍以上。ALP 升高并不代表肝功能异常，只是胎盘成熟的标志。

（3）血清胆固醇和甘油三酯升高

妊娠会影响肝脏对血脂的代谢，血清胆固醇和甘油三酯的水平通常在妊娠的第 4 个月开始升高，分娩时达到最高水平，胆固醇可升高 20% ~ 50%，甘油三酯可升高 150%。

（4）妊娠期有些指标异常对于孕妇而言，可能仅是生理性变化，但若变化明显时，需要根据实际情况进行全面的病史调查、体格检查以及其他必要的实验室和影像学检查，及时采取干预措施保障母体和胎儿健康。

71. 妊娠期肝功能异常有哪些?

妊娠期肝功能生理性变化通常是轻微、短暂的,很少呈持续异常状态。而妊娠相关肝病是妊娠期肝功能异常的最常见原因,可分为三大类:

(1)妊娠特异性肝病,是指特发于妊娠期,可对母体及胎儿的生命安全造成严重威胁的肝脏疾病。如妊娠期肝内胆汁淤积症、HELLP综合征、妊娠期急性脂肪肝。

(2)妊娠期间发生的肝胆疾病,如妊娠期间口服传统中药、保健品或膳食补充剂等可能引起药物性肝损伤;乙型肝炎病毒携带状态的患者若妊娠期间病毒活动可导致肝功能异常;其他病因,如甲、丙、戊型肝炎病毒,巨细胞病毒,甲状腺疾病均可在妊娠期间引起肝功能异常。

(3)既往有慢性肝病,如慢性肝炎、肝硬化、布加综合征、肝豆状核变性、自身免疫性肝病等原有慢性肝病控制或未控制状态下,患者怀孕时检查可出现肝功能异常。

72. 妊娠期肝功能异常对孕妇有哪些影响?

有3%~5%的孕妇在妊娠期出现肝功能实验室检查指标异常,其中轻者无明显临床症状,仅有肝酶(如ALT、AST)等指标稍异常,一般不会对母体和胎儿造成不良影响;

而严重的肝功能异常多伴有肝酶（如 ALT、AST）等及胆红素等指标明显升高和凝血功能异常，对妊娠结局有着不良影响，使早产、产后出血、妊娠期高血压疾病及其他妊娠并发症的发生率增加，甚至危及母体和胎儿的生命，需要及早医疗干预。

73. 妊娠期肝功能异常对胎儿有哪些影响？

当肝功能实验室检查指标轻度异常且无明显临床症状时，一般不会对母体和胎儿造成不良影响。但肝脏受损严重可能会危及胎儿：

（1）胎儿生长发育缓慢。肝脏受损严重可能导致胎盘缺血、缺氧，会对胎儿营养供给造成不利影响，导致胎儿生长发育受限。

（2）新生儿窒息发生率增加。肝功能异常且伴妊娠并发症者胎儿生长受限（FGR）、羊水粪染及胎儿窘迫的发生率显著增高。

（3）新生儿早产率增加。乙型肝炎病毒感染伴肝功能异常易造成孕妇早产率升高。

74. 易引起妊娠期药物性肝损伤的常见药物有哪些？

（1）解热镇痛药物。解热镇痛药如对乙酰氨基酚及其代谢物已被证实在一定程度上可穿透胎盘屏障，若超剂量服用，可损伤母体和胎儿的肝细胞。

（2）抗甲状腺药物。抗甲状腺药物是治疗甲状腺功能亢进的主要手段，可出现少见、严重的副作用，如发生致命性肝损伤和肝衰竭等。

（3）抗反转录病毒药物。有研究表明非核苷类反转录酶抑制药奈韦拉平会使转氨酶升高。

（4）抗高血压药物。甲基多巴是治疗妊娠期高血压疾病的一线药物，具有较高安全性。仅有少数病例报道，甲基多巴诱导妊娠期肝毒性。

（5）抗结核药物。目前尚未发现异烟肼、利福平、乙胺丁醇和吡嗪酰胺等一线抗结核类药物对胎儿有明显的致畸性，但除乙胺丁醇外多数抗结核类药物均有潜在的肝毒性，可能导致不良妊娠结局的发生。

（6）抗菌药物。有研究表明在妊娠期间给予患者四环素抗感染治疗可引起严重肝毒性，现该类药物被各国列为孕妇禁用。

（7）精神类药物。目前尚无任何一种精神类药物可以绝对安全地应用于妊娠期女性，妊娠期患者使用精神类药物须谨慎。

75. 什么是乙肝？乙肝的传播途径有哪些？

乙肝是由乙型肝炎病毒（HBV）引起的肝脏炎症性损害，会引起肝硬化、肝癌，严重影响人类的生命健康。乙型肝炎的传播方式有：血

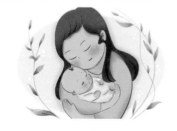

液传播、母婴传播、性接触传播、日常生活密切接触传播，其中母婴传播是我国乙肝最主要的传播途径。

76. 控制乙肝流行最有效的方法是什么？

接种乙肝疫苗是预防 HBV 感染、控制乙肝流行最有效的方法。

77. 什么是乙肝两对半？

乙肝两对半检查是最常见的乙肝病毒相关检测，主要包括两对抗原抗体（HBsAg、抗-HBs，HBeAg、抗-HBe）和一个抗体（抗-HBc）检测，简称为乙肝两对半或乙肝五项。

78. 乙肝两对半各代表什么意思？

（1）HBsAg

HBsAg 是 HBV 感染后第一个出现的血清学标志物，也是诊断 HBV 感染的重要指标之一。HBsAg 阳性见于急性肝炎、慢性肝炎或无症状携带者。急性肝炎恢复后，一般在 1~4 个月内 HBsAg 消失，阳性持续 6 个月以上则认为转为慢性肝炎。无症状 HBsAg 携带者是指肝功能正常的乙肝患者。

（2）抗－HBs（HBsAb）

抗－HBs 是一种中和抗体，对同型病毒再感染具有保护作用，可持续数年，是乙肝康复的重要标志，也是乙肝疫苗免疫成功的标志。

（3）HBeAg

HBeAg 是 HBV 复制及传染性强的指标，HBeAg 持续存在时间一般不超过 10 周，如超过则提示感染转为慢性化。

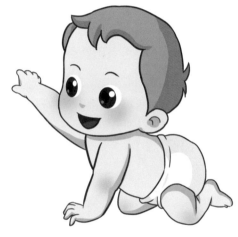

（4）抗－HBe（HBeAb）

抗－HBe 出现于 HBeAg 阴转后，其阳性表示 HBV 复制水平低，传染性下降，病变趋于静止。

（5）抗－HBc（HBcAb）

抗－HBc IgM 阳性提示 HBV 复制，多见于乙型肝炎急性期或慢性乙肝患者病变活动时；抗－HBc 总抗体主要是指抗－HBc IgG，只要感染过 HBV，无论病毒是否被清除，此抗体均为阳性，可持续存在数年。抗－HBc 不是保护性抗体，不能中和乙肝病毒。

79. 乙肝两对半结果如何解读?

（1）五项全阴性

HBsAg（-）、HBsAb（-）、HBeAg（-）、HBeAb（-）、HBcAb（-），结果提示：未感染过乙肝病毒。

（2）第1项阳性

HBsAg（+）、HBsAb（-）、HBeAg（-）、HBeAb（-）、HBcAb（-），结果提示两种情况：

①乙肝病毒感染早期；

②慢性携带者，传染性弱。

（3）第2项阳性

HBsAg（-）、HBsAb（+）、HBeAg（-）、HBeAb（-）、HBcAb（-），结果提示两种情况：

①乙肝疫苗接种后，具有免疫力；

②乙肝病毒感染后已康复，具有免疫力。

（4）第3项阳性

HBsAg（-）、HBsAb（-）、HBeAg（+）、HBeAb（-）、HBcAb（-），结果提示：乙肝病毒非典型急性感染。

（5）第4项阳性

HBsAg（-）、HBsAb（-）、HBeAg（-）、HBeAb（+）、

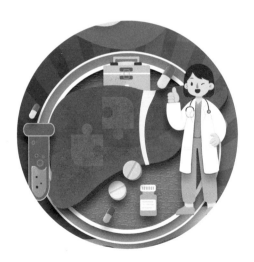

HBcAb（-），结果提示：乙肝病毒感染趋向恢复，一般无传染性。

（6）第5项阳性

HBsAg（-）、HBsAb（-）、HBeAg（-）、HBeAb（-）、HBcAb（+），结果提示三种情况：

①多为急性感染窗口期；

②既往感染后恢复期；

③既往感染，但还未能检测到HBsAb。

（7）第1、2项阳性

HBsAg（+）、HBsAb（+）、HBeAg（-）、HBeAb（-）、HBcAb（-），结果提示两种情况：

①乙肝亚临床感染早期；

②不同亚型乙肝病毒二次感染。

（8）第1、3项阳性

HBsAg（+）、HBsAb（-）、HBeAg（+）、HBeAb（-）、HBcAb（-），结果提示两种情况：

①早期乙肝病毒感染；

②慢性携带者活动期，传染性强。

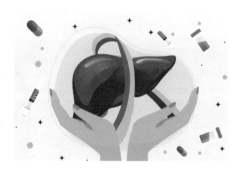

俗称大二阳，病毒复制活跃、传染性强、肝损重、症状显著。大二阳是一种不稳定的状态，需及时治疗，有病情恶化可能。大三阳变大二阳后，需定期检测肝功能和HBV DNA载量，避免病情加重。

（9）第1、4项阳性

HBsAg（+）、HBsAb（-）、HBeAg（-）、HBeAb（+）、

HBcAb（－），结果提示两种情况：

①慢性乙肝表面抗原携带者易转阴；

②急性感染趋向恢复，传染性较弱。

（10）第1、5项阳性

HBsAg（＋）、HBsAb（－）、HBeAg（－）、HBeAb（－）、HBcAb（＋），结果提示两种情况：

①乙肝病毒感染急性期；

②乙肝病毒感染慢性期，传染性弱。

俗称小二阳。具有一定的传染性。其是一种不稳定状态，随病情变化和治疗情况，可能变成小三阳，也可能变成大三阳。一般小二阳不可随意停药，以免病情反跳或促进病毒变异。无论向哪方转变，都不能轻易判断病情的轻重，需与肝功能、HBV DNA等检测结合判断。小二阳和小三阳容易造成病毒变异，导致肝硬化，需定期监测HBV DNA。

（11）第2、3项阳性

HBsAg（－）、HBsAb（＋）、HBeAg（＋）、HBeAb（－）、HBcAb（－），结果提示：乙肝病毒亚临床感染或非典型感染。

（12）第2、4项阳性

HBsAg（－）、HBsAb（＋）、HBeAg（－）、HBeAb（＋）、HBcAb（－），结果提示：乙肝病毒感染已经恢复。

（13）第2、5项阳性

HBsAg（－）、HBsAb（＋）、HBeAg（－）、HBeAb（－）、HBcAb（＋），结果提示两种情况：

①既往感染，具有免疫力；

②非典型感染恢复期。

既往感染，身体康复，但个别患者出现肝功能异常、HBV DNA

阳性，需考虑病毒变异可能，需前往医院经医生评估后决定治疗方案。

（14）第3、5项阳性

HBsAg（－）、HBsAb（－）、HBeAg（＋）、HBeAb（－）、HBcAb（＋），结果提示：乙肝病毒非典型急性感染。

（15）第4、5项阳性

HBsAg（－）、HBsAb（－）、HBeAg（－）、HBeAb（＋）、HBcAb（＋），结果提示两种情况：

①既往感染；

②急性乙肝恢复期，基本无传染性，极少数有传染性。

（16）第1、2、4项阳性

HBsAg（＋）、HBsAb（＋）、HBeAg（－）、HBeAb（＋）、HBcAb（－），结果提示：乙肝病毒亚临床感染或非典型乙肝。

（17）第1、2、5项阳性

HBsAg（＋）、HBsAb（＋）、HBeAg（－）、HBeAb（－）、HBcAb（＋），结果提示两种情况：

①乙肝病毒亚临床感染早期；

②不同亚型乙肝病毒二次感染。

（18）第1、3、5项阳性（俗称大三阳）

HBsAg（＋）、HBsAb（－）、HBeAg（＋）、HBeAb（－）、HBcAb（＋），结果提示两种可能：

①慢性乙肝病毒携带者；

②e抗原（HBeAg）阳性的慢性乙肝，提示体内病毒复制活跃，传染性强。病情是否严重，需结合肝功能及肝脏超声检查、症状体征等综合判断。

（19）第1、4、5项阳性（俗称小三阳）

HBsAg（+）、HBsAb（-）、HBeAg（-）、HBeAb（+）、HBcAb（+），结果提示两种情况：

①非活动性 HBsAg 携带者；

② HBsAg 阳性慢性乙型肝炎。

小三阳有两种情况，病毒载量检测阴性者和病毒载量检测阳性者，若长期病毒载量阳性则易发生肝纤维化甚至肝癌。小三阳和大三阳都不代表病情轻重，需与肝功能、HBV DNA 等指标结合判断。

（20）第 2、3、5 项阳性

HBsAg（-）、HBsAb（+）、HBeAg（+）、HBeAb（-）、HBcAb（+），结果提示：乙肝病毒亚临床感染或非典型乙肝。

（21）第 2、4、5 项阳性

HBsAg（-）、HBsAb（+）、HBeAg（-）、HBeAb（+）、HBcAb（+），结果提示：乙肝感染后恢复期，已有免疫力，俗称恢三阳。

（22）第 1、3、4、5 项阳性

HBsAg（+）、HBsAb（-）、HBeAg（+）、HBeAb（+）、HBcAb（+），结果提示两种情况：

①急性乙肝趋向恢复；

②慢性乙肝病毒携带者。

（23）第 1、2、3、5 项阳性

HBsAg（+）、HBsAb（+）、HBeAg（+）、HBeAb（-）、HBcAb（+），结果提示：乙肝病毒亚临床感染或非典型乙肝。

（24）第 3、4、5 项阳性

HBsAg（-）、HBsAb（-）、HBeAg（+）、HBeAb（+）、HBcAb（+），结果提示：乙肝病毒感染中期。

80. 备孕期为什么要做乙肝两对半检查？

在我国，30%～50%的慢性乙型肝炎患者是通过母婴传播途径感染的。生活中如果准爸爸是乙肝病毒感染者，平时生活中的密切接触、性生活等均有可能使准妈妈被乙肝病毒感染，因此

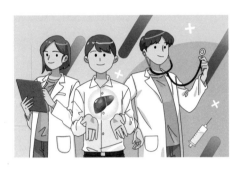

双方都进行乙肝两对半检测至关重要！

81. 准妈妈的乙肝两对半异常怎么办？

乙肝两对半异常的准妈妈，尤其检查结果为"大三阳"或"小三阳"者相比于正常人群，新生儿的乙肝病毒感染风险将大大增加。因此乙肝两对半异常的准妈妈在备孕期最好由专科医生进行病情评估，复查乙肝两对半、肝功能、肝脏 B 超、乙肝病毒 DNA 等，给出合理的监测、治疗方案。

82. 准爸爸乙肝两对半异常怎么办?

乙肝两对半异常的准爸爸,在孕前同样需要进行复查,评估病毒复制情况。同时提醒未感染的准妈妈计划怀孕前要及时注射乙肝疫苗,使体内产生具有保护性的表面抗体,避免感染乙肝病毒。

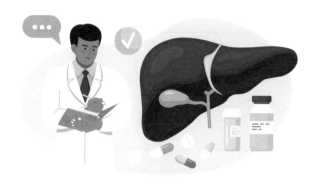

83. 慢性乙肝患者何时适宜怀孕?

如果处于肝炎活动期(肝功能异常——转氨酶、胆红素升高,同时身体出现如疲乏无力、食欲减退等情况)不适合怀孕,应前往医院进行病情评估,以决定是否需要药物治疗,因为怀孕会增加肝脏负担,妊娠、分娩对肝脏都是一次打击。临床表现消失、肝功能正常且稳定3个月后再怀孕是比较安全的。

84. 正在服药治疗的乙肝患者何时适宜怀孕?

需经专科医生评估后改用妊娠安全的抗病毒药物,待肝功能正常后再妊娠,同时继续服药。可兼顾抗病毒治疗与宝宝健康出生和生长的需求,避免妊娠带来的用药安全性风险。

85. 没有任何消化道症状和不适的乙肝孕妇需要注意什么?

在医生的评估和指导下,每4~8周检查肝肾功能、乙肝病毒DNA(HBV DNA)、血尿常规、肝脏B超,若发现异常,尤其是肝功能异常必须及时进行保肝治疗或抗病毒治疗。

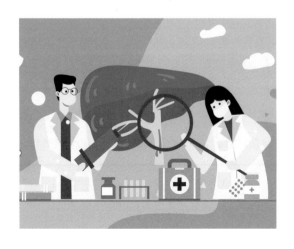

86. 肝功能正常或轻度异常的孕妇需要注意什么？

在妊娠中期检测 HBV DNA 水平，根据 HBV DNA 水平，决定是否需要进行抗病毒治疗。①若孕妇 HBV DNA ≥ 2×10^5 IU/mL，可于孕 24~28 周开始抗病毒治疗，把母婴传播的可能性降到最低，生产前复查以了解治疗效果及母婴传播风险。②若孕妇 HBV DNA ＜ 2×10^5 IU/mL，则不予干预，继续观察。

 ## 87. 乙肝准妈妈生产时是顺产好还是剖宫产好？

乙肝不是剖宫产的指标，通常情况下，若乙肝妈妈身体状况良好，而且非重型肝炎，符合顺产指征，则可以选择顺产；如果乙肝妈妈正在疾病发作期间，病情较为严重，且伴有其他并发症，符合剖宫产指征，则建议选择剖宫产手术。

 ## 88. 乙肝妈妈产后能不能哺乳？

如果妈妈在整个孕期都没有服用过抗病毒药物，而且宝宝出生后也接受了规范的联合免疫，或者孕期进行抗病毒预防治疗，产后立即停药者，鼓励母乳喂养。如果妈妈处在乙肝活动期，正服用药物进行治疗，需咨询医生能否进行母乳喂养。

89. 乙肝妈妈产后如何随访？

乙肝妈妈在产后 42 d 及产后 3 个月复查 HBV DNA 载量、肝功能等指标。在全孕期进行抗病毒治疗的患者，建议产后继续抗病毒治疗，防止慢性乙肝的复发或耐药。

90. 准妈妈是乙肝病毒携带者，孩子的乙肝检测怎么做？

在我国婴儿出生后会正常进行乙肝疫苗接种，乙肝母亲分娩的新生儿还需要注射乙肝免疫球蛋白。即使宝宝血液中存在少量的乙肝病毒，也可通过注射乙肝免疫球蛋白和接种乙肝疫苗进行母婴阻断，建议在宝宝完成完整的乙肝疫苗接种和乙肝免疫球蛋白注射 1~ 2 个月后再进行乙肝两对半检测，准确评价阻断是否成功。

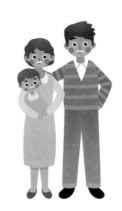

91. 乙肝母婴传播的风险取决于什么？

乙肝母婴传播的风险高低取决于产妇乙肝病毒水平的高低以及乙肝 e 抗原（HBeAg）是否阳性。

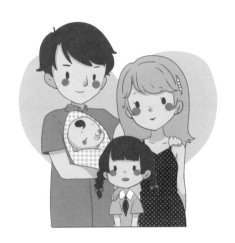

92. 乙肝母婴阻断的措施主要有哪些？

（1）筛查

若存在 HBV 感染，孕妇需进一步检测乙肝两对半、肝功能、腹部超声、HBV DNA 以判断是否存在肝炎活动，临床医生将按照乙肝管理流程评估乙肝感染相关情况。

（2）抗病毒治疗

乙肝妈妈经临床评估后，若需要抗病毒治疗，应该积极配合治疗，一方面控制乙型肝炎波动带来的妊娠风险，另一方面降低母婴传播风险。

（3）新生儿免疫接种

新生儿免疫接种是阻断 HBV 母婴传播重要的措施：①乙肝妈妈产后，新生儿于出生 12 h 内完成重组酵母乙肝疫苗和乙肝免疫球蛋白（HBIG）联合免疫（越快越好），并于 1 月和 6 月龄分别接种第 2 针和第 3 针疫苗；② HBsAg 不详母亲的新生儿则按照母亲 HBsAg 阳性处理，即新生儿于出生 12 h 内，接种重组酵母乙肝疫苗和乙肝免疫球蛋白（HBIG），同时产妇需尽快检测乙肝表面抗原，明确母亲的感染状况，按照规范及时为婴儿接种乙肝疫苗。

为保证乙肝疫苗接种的效果，建议严格按照 0、1、6 月免疫程序接种，特别是乙肝妈妈的新生儿，尽量不延期接种。

93. 接种乙肝疫苗有副作用吗？

乙肝疫苗的安全性极高，除引起局部轻微红肿外，几乎无其他严重副作用，过敏的发生率为 1/(50 万 ~60 万)，这与个体的特殊体质有关。

94. 哪些人需要接种乙肝疫苗？

乙型肝炎疫苗的接种对象主要是新生儿，其次为婴幼儿、15岁以下未免疫人群和高危人群。

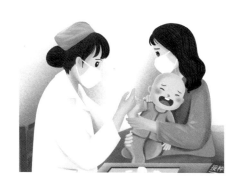

95. 乙肝疫苗接种程序是什么？

乙肝疫苗全程需接种3针，按照0、1和6个月的程序，即接种第1针疫苗后，在1个月和6个月时注射第2针和第3针。

96. 妈妈HBsAg为阴性的新生儿怎么接种乙肝疫苗？

一般新生儿按"0、1、6月"方案接种（第一针最好在24 h内）；危重新生儿待病情恢复且稳定1周后再开始按"0、1、6月"方案接种。

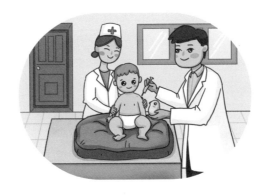

97. 妈妈 HBsAg 为阳性的新生儿怎么接种乙肝疫苗?

（1）出生时状况良好的新生儿，务必在出生后12 h 完成乙肝疫苗和乙肝免疫球蛋白（HBIG）联合免疫（越快越好，最好在数分钟内），并于1月和6月龄分别接种第2针和第3针疫苗；

（2）出生时状况不佳的新生儿，务必在出生后12 h 内（越快越好，最好在数分钟内）肌内注射 HBIG，待病情恢复且稳定1周后再开始接种乙肝疫苗。

98. 什么情况下应该暂缓接种乙肝疫苗?

新生儿（包括早产儿）存在窒息、吸入性肺炎等严重不良状况需要抢救时，应暂停接种乙肝疫苗，待身体状况稳定1周后可开始接种。接种第2针或第3针疫苗时，如存在发热、咳嗽、腹泻或其他全身性感染、不明原因烦躁、哭闹、拒奶、睡眠不佳等情况时，需延期接种，待身体恢复后及时接种。

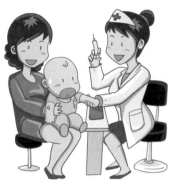

 ## 99.乙肝疫苗接种后多久可以产生保护性抗体（HBsAb）?

接种第2针后1周左右HBsAb阳性，即接种第1针疫苗后35 ~ 40 d保护机体免受HBV感染，接种第3针疫苗是为了延长保护期限。

 ## 100 . 乙肝疫苗接种后抗体的保护作用能持续多长时间?

一般人群乙肝疫苗免疫成功后，免疫保护可以长达30年。

101. 如何判断婴幼儿乙肝疫苗是否免疫成功?

在 7 ~ 12 月龄期间，即接种第 3 针乙肝疫苗后 1 ~ 6 个月时可检测乙肝两对半。

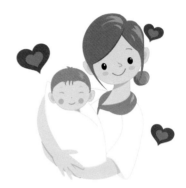

（1）HBsAg 阴性、HBsAb 阳性表示免疫成功；

（2）HBsAg 阴性、HBsAb 阴性表示无感染，也无保护作用，需尽快再次按"0、1、6 月"方案全程接种 3 针乙肝疫苗，然后再复查；

（3）HBsAg 阳性、HBsAb 阴性表示免疫失败，应定期监测。

102. 什么情况下需要加强接种乙肝疫苗?

乙肝疫苗免疫成功后产生的 HBsAb 具有免疫记忆，即使 HBsAb 转阴，机体仍具有免疫力。因此，非高危人群无需加强接种乙肝疫苗。但高危人群需定期检测，如发现 HBsAb 消失或低于 10 mIU/mL 时，建议至少接种一剂次乙肝疫苗。

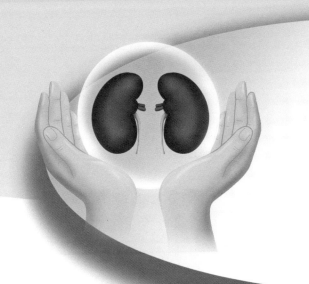

第4篇

不可忽视的
终"肾"大事

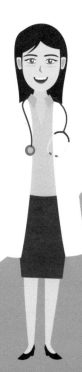

103. 肾脏有哪些生理功能?

肾脏是人体的重要器官,其生理功能包括:通过生成尿液,排泄人体的代谢产物;调节水、电解质和酸碱平衡,维持机体内环境稳定;重要的内分泌功能,主要参与红细胞生成、骨骼生长和血压调节等。

104. 常见的肾脏疾病有哪些?

(1)原发性肾脏疾病:急性肾小球肾炎、慢性肾小球肾炎、肾病综合征、IgA 肾病、隐匿性肾小球肾炎、肾小管疾病、间质性肾炎、肾血管疾病、肾结石和梗阻性肾病、囊肿性肾脏病及肿瘤、肾功能衰竭等。

(2)继发性肾脏疾病:系统性红斑狼疮性肾炎、过敏性紫癜肾炎、糖尿病性肾病、乙型肝炎病毒相关性肾炎、肝肾综合征、肺出血 - 肾炎综合征、心力衰竭性肾损害、类风湿性关节炎的肾损伤、妊娠期高血压性肾病等。

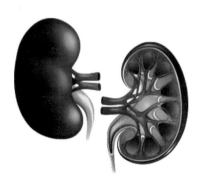

（3）遗传性肾脏疾病：遗传性肾炎、良性家族性血尿等。

（4）感染性肾脏疾病：尿路感染、慢性肾盂肾炎、肾结核、妊娠期尿路感染等。

（5）药物性肾损害：药源性肾损害。

比较常见的肾脏疾病有：急性肾小球肾炎、慢性肾小球肾炎、IgA肾病、肾盂肾炎和肾病综合征。

105. 身体出现哪些状况提示有肾脏疾病可能？

当尿液发生改变（尿色异常、尿量异常、排尿异常），尿中泡沫增多，晨起眼睑水肿，乏力、腰部胀痛等，有时伴有血压增高，此时需要到医院进行肾脏疾病的相关检查。

106. 肾脏疾病的相关检查项目有哪些？

一般来说，判断是否有肾脏疾病需要做以下相关检查：尿液检查、肾功能检查、影像学检查、肾脏病理检查等。

107. 尿液检查内容有哪些?

尿液检查最常用的是尿常规检查,观察尿中蛋白、红细胞、白细胞等指标有无异常,此外还有一些尿液相关的特殊检查,如24 h尿蛋白定量检测、尿白蛋白/肌酐比值、尿α1-微球蛋白测定等。

108. 尿常规检查主要内容有哪些?

尿常规检查通常包括尿液颜色、透明度、相对密度(比重)、酸碱度(pH值)、蛋白质、葡萄糖、隐血、酮体、尿胆原和亚硝酸盐等,以及尿中有形成分如红细胞、白细胞、上皮细胞、管型和结晶等。正常情况下,上述指标均应为阴性或在正常范围内,阳性或超出范围则为异常。孕期需要重点关注的指标有:尿蛋白、尿白细胞、尿隐血、尿红细胞、尿葡萄糖和尿酮体。

109. 尿常规检查应该如何采集标本?

为避免标本污染造成检验结果有误,需要正确留取尿检标本:

(1)留取清洁中段尿。取样时应避开阴道口,弃去前段尿和末段尿,留取清洁中段尿。

(2)留取尿标本后,尽快送检。尿液放置几小时后,可能会出现葡萄糖降解、细胞破坏等情况，影响结果的准确性。

（3）尿葡萄糖阳性与饮食有关，孕妇可空腹或者进食1～2h后再留取尿标本，以避免饮食导致的暂时性尿糖增高。

（4）若怀疑尿液被白带污染，应重新留取尿标本。

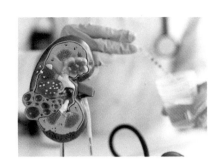

❓ 110. 孕前为什么要做尿常规检查？

怀孕后肾脏负担会增加，如果孕前存在肾脏疾病，病情可能会随着妊娠而加重，从而影响母儿健康。

尿常规检查是三大常规检查项目之一，具有价格低廉、方便、无创、临床价值高等特点，是日常监测身体健康状况的检查项目之一。尿常

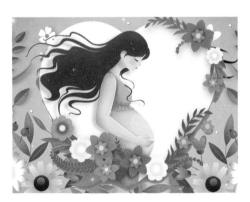

规检查可以辅助诊断是否存在泌尿系统感染、肾脏疾病、糖尿病以及肝胆疾病等。女性在怀孕之前和怀孕期间进行尿常规检查，可以尽早发现影响母儿健康的疾病，提高孕育质量。

111. 如何看懂孕期尿常规检查报告中的常见指标?

(1) 尿白细胞

尿白细胞主要用来判断是否存在尿路感染。尿路感染是妊娠期较常见的一种合并症,若尿白细胞增多,并伴发腰痛、尿频、尿急、尿痛等症状,应警惕尿路感染的发生,并及时治疗。

(2) 尿隐血

尿隐血阳性,需进一步检查尿中是否出现红细胞增多的情况。如尿中红细胞增多、隐血阳性提示可能存在肾结石、肾炎、肾盂肾炎、膀胱肿瘤和尿路感染等泌尿系统疾病。

(3) 尿蛋白

正常孕妇尿液没有或仅有少量蛋白,尿检为阴性。孕早期,出现尿蛋白阳性,提示可能存在肾脏疾病。孕晚期,尿蛋白呈阳性,则要警惕妊娠期高血压的发生。妊娠期高血压是妊娠期特有的疾病,定期检查尿蛋白,是监测孕期是否有妊娠期高血压的重要手段。

(4) 尿葡萄糖

正常孕妇尿液中不含或仅含微量葡萄糖。尿葡萄糖阳性多见于糖尿病、肾性糖尿病等。尿葡萄糖阳性也可能是由于短期大量进食含糖量丰富的水果或饮料,造成血糖水平超过了肾吸收能力,从而出现尿葡萄糖阳性。

如果持续出现尿葡萄糖阳性或者伴有糖尿病症状时,应结合空腹血糖检测及糖耐量实验等结果明确诊断。尿液中如果存在维生素 C 和阿司匹林会影响尿葡萄糖结果,因此检测前 24 h 要停服维生素 C 和阿司匹林。

(5) 尿酮体

正常情况下人体由糖类供能，当糖类摄入不足或存在利用障碍时，脂肪被分解提供能量，产生的大量酸性代谢产物即为酮体。正常孕妇尿酮体应为阴性。

若尿酮体为阳性，提示可能存在妊娠糖尿病、机体能量摄入不足或者碳水化合物摄入不足，以及因妊娠反应剧烈呕吐、进食不足引起的酮症酸中毒等，需进一步检查。母体内酮体可通过胎盘影响胎儿，长时间大量酮体会增加胎儿宫内缺氧的发生风险。因此，如果尿液中出现酮体，应积极查找原因，尽早治疗。

112. 肾功能检查内容有哪些?

肾功能检查是临床判断肾脏功能、评价肾脏受损程度的重要方法。

肾功能检查项目包括血尿素、血肌酐、血胱抑素 C、血尿酸和内生肌酐清除率等。

113. 如何看懂肾功能检查报告?

肾功能检查较常规的血清学筛查项目有：血肌酐、血尿素和血胱抑素 C。

(1) 血肌酐（CREA）

肌酐是肌肉中磷酸肌酸的代谢产物，主要从肾小球滤过，其血浆浓度取决于肌肉的含量和肾脏排泄能力。

血肌酐增高见于各种肾病、肾衰竭、心肌炎和肌肉损伤等。血肌酐降低见于进行性肌肉萎缩、白血病、贫血、肝功能异常及妊娠等。

需要注意的是，在肾脏疾病初期，血肌酐通常不升高，只有在肾脏病变较为严重时才会升高，因此血肌酐测定无法用于肾功能受损的早期诊断。当血肌酐接近正常值的上限时，就应该引起重视，如果同时伴有蛋白尿和（或）血尿，应进一步咨询专科医生进行检查。

(2) 血尿素（UREA）

尿素是体内蛋白质的终末代谢产物。血清尿素的浓度取决于机体蛋白质的分解代谢速度、食物中蛋白质摄取量及肾脏的排泄能力，临床上将其作为判断肾小球滤过功能的指标之一。血尿素同样不能作为早期肾功能损伤的指标，但对慢性肾衰竭，尤其是尿毒症患者，血尿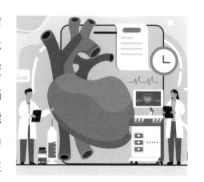素的增高程度通常与病情严重性一致。除受肾功能影响外，严重脱水、蛋白质分解增多或高蛋白饮食均可使血尿素浓度升高，此时需要结合其他指标以及临床症状进行综合评估。

(3) 血胱抑素 C（CysC）

胱抑素 C 是一种非糖基化的碱性蛋白质，在体内的生成速率较恒定，可自由地透过肾小球滤过膜，其血清浓度不受性别、饮食、炎症以及肝功能等影响。血胱抑素 C 浓度能够准确反映人体肾小球滤过率的变化。在肾功能早期损害时，胱抑素 C 较血肌酐更为敏感。但是胱抑素 C 增高仅能反映患者肾功能受损，不能根据其水平高低评估肾功能受损程度，临床上需要结合患者的血肌酐进行综合判断。

114. 孕前为什么要进行肾功能检查?

肾脏疾病起病隐匿,准妈妈怀孕前可能没有任何不适,而孕前检查可及时发现肾脏疾病,通过积极治疗将疾病控制在比较稳定的水平,避免在不知情的情况下因妊娠导致肾脏疾病加重,危害母儿健康。

115. 女性怀孕后肾脏有什么变化?

女性怀孕后肾脏的大小和功能会产生系列变化。

妊娠期女性由于循环血容量增加,肾脏的体积和重量均有所增加,但一般会在产后 6 个月恢复。

肾小球滤过率会在妊娠 4 周时明显升高,并在妊娠 9 ~ 11 周时达到高峰,36 周后开始下降,直至产后 3 个月恢复至妊娠前水平。

116. 怀孕后为什么会出现尿频现象?

肾脏血流量及肾小球滤过率的增加引起尿量增加,再加上孕期子宫增大压迫膀胱,因此妊娠早期会出现尿频的症状,随着孕周增加,症状可有所缓解。

117. 怀孕后常见的肾功能检查指标会有哪些变化?

由于妊娠期肾小球滤过率增加，肌酐、尿素和尿酸的排出增多，因此妊娠期血肌酐、尿素和尿酸的水平较前有所下降。

118. 妊娠期有哪些常见肾脏疾病?

妊娠期常见的肾脏疾病有肾盂肾炎、妊娠期高血压疾病、妊娠期急性肾衰和产后特发性急性肾衰。

119. 妊娠对慢性肾病患者的影响有哪些?

（1）尿蛋白增加：慢性肾炎患者妊娠后蛋白尿几乎都会加重，约 25% 可达到肾病综合征。

（2）肾功能损害加重：孕前已有肾功能中、重度损伤者，产后发展至不可逆肾衰的风险会增加。

（3）慢性肾病女性怀孕后，会增加妊娠期高血压疾病的发病风险，严重者可发展为子痫前期甚至子痫。同时常会引起胎儿宫内发育迟缓、早产儿、低体重儿的发生。

120. 女性肾脏病患者能怀孕吗？

妊娠期间，肾脏负荷重，可诱发肾脏疾病发生或使原本轻微的肾脏疾病快速进展，肾功能急剧下降。这一方面会影响胎儿的发育，导致流产；另一方面会影响母体健康，甚至发展成尿毒症等不可逆的严重后果。所以能不能怀孕、什么时候怀孕，应根据患者的原发病及身体状况具体问题具体分析，不能一概而论，建议在肾病专科和妇产科医生的评估指导下决定能否怀孕。

121. 什么是蛋白尿？

健康人尿液中蛋白质的含量很少（每日排出量小于 150 mg)，尿蛋白定性检查时，呈阴性反应。当尿中蛋白质含量增加，尿蛋白定性检查呈阳性或尿蛋白定量超过 150 mg/d 时，称蛋白尿。

122. 什么是生理性蛋白尿？

肾脏本身无器质性病变，但在剧烈运动、体位改变、发热以及寒冷时会出现一过性的轻度蛋白尿，也称为生理性蛋白尿。

123. 蛋白尿常见于哪些肾脏疾病?

蛋白尿分为肾小球性蛋白尿和肾小管性蛋白尿。前者见于急性肾小球肾炎、慢性肾小球肾炎、糖尿病肾病、肾病综合征等；后者最常见于各种原因引起的间质性肾炎、肾静脉血栓、重金属中毒等。

124. 蛋白尿还见于哪些疾病?

（1）导致血液中蛋白增多的疾病，比如大量肌肉组织损伤、多发性骨髓瘤、单核细胞性白血病等；

（2）下尿路组织坏死、炎症、肿瘤等也可出现蛋白尿。

125. 出现蛋白尿后还需要做哪些检查?

（1）24 h 尿蛋白定量检查：由于尿蛋白定性试验无法判断尿蛋白含量，所以若尿蛋白定性试验阳性，还需做 24 h 尿蛋白定量检查，结果应不超过 150 mg/24 h。

（2）尿蛋白电泳：尿蛋白按分子量分为低分子蛋白、中分子蛋白、高分子蛋白及混合性蛋白四种。尿蛋白电泳是将尿蛋白按分子量大小、顺序分为不同组分的一种试验，可大致判断肾脏病变部位。如果是中分子以上的蛋白尿，多见于肾小球病变；中分子以下的蛋白尿，常见于肾小管病变；而混合性蛋白尿则多见于肾小球与肾小管同时有病变。

（3）肾功能检查：通过测定血清肌酐、尿素氮、血尿酸等判断是否伴有肾功能损伤及损伤程度。

126. 备孕期尿蛋白阳性能怀孕吗？

首先要判断蛋白尿是否为生理性，如果为非生理性，需明确病因，在医生指导下决定能否妊娠。

女性急、慢性肾小球肾炎和肾病综合征患者需在肾科医生的指导下进行全面检查，了解既往及目前疾病的状况，既往妊娠的母儿情况，特别是既往及目前的高血压、蛋白尿、肾功能的情况，由肾科及产科医生评估后决定能否妊娠。肾盂肾炎患者需彻底治疗，在肾科及产科医生全面评估后，决定能否妊娠及妊娠时机。

127. 孕期为什么要检测尿蛋白？

妊娠过程中，肾脏血流动力学变化较大，肾血流量及肾小球滤过率均增加，这些变化会导致孕妇出现少量蛋白尿，多见于妊娠3个月后，待分娩后会逐渐消失。这时孕妇要及时调整饮食，避免体重增加过多。此外，注意睡觉时多侧卧而少仰卧，以减少对肾静脉的压迫。

但如果妊娠早期就出现蛋白尿则考虑为病理因素引起。如果妊娠期间出现大量且持续性的蛋白尿则反映肾脏受损，可由妊娠期出现的子痫前期、HELLP 综合征、肾病综合征、原发性肾脏疾病、系统性红斑狼疮等引起，会增加早产及胎儿生长受限的发生率。蛋白尿出现的时间越早或程度越重，不良妊娠结局的发生率越高。所以妊娠期需要密切关注尿蛋白检测，一旦出现尿蛋白阳性应引起足够重视，及时查明原因并尽早干预。

128. 如何应对妊娠期蛋白尿？

妊娠期出现蛋白尿，要结合病史、家族史、血压及辅助检查，根据不同情况决定监测、治疗，根据治疗效果决定是否终止妊娠。

（1）高血压妇女，如果在妊娠 20 周后出现蛋白尿，为高血压并发子痫前期的临床表现，若母儿情况稳定，可在严密监测下至 37 周终止妊娠。若高血压并发重度子痫前期，则按重度子痫前期处理。

（2）妊娠 20 周以后出现高血压伴蛋白尿的孕妇，若确诊为子痫前期可门诊治疗，重度子痫前期患者需住院治疗。治疗的目的是控制病情、延长孕周，尽可能保障母儿安全。子痫前期患者经积极治疗母儿状况无改善或病情持续进展时，适时终止妊娠是唯一有效的治疗措施。

（3）研究表明，蛋白尿不合并高血压的孕妇，有 51% 会在分娩前进展为子痫前期，所以对于有蛋白尿，但没有发现血压升高的孕妇，需要定期监测随访，追踪是否进展为子痫前期，或者存在其他肾病。

129. 妊娠期出现蛋白尿需警惕什么疾病？

如果妊娠期出现蛋白尿，尤其是伴有高血压时，要特别注意排查孕妇是否患有妊娠期高血压疾病包括子痫前期、子痫。

130. 什么是妊娠期高血压疾病？

妊娠期高血压疾病是妊娠合并有血压升高的一组疾病，其包括妊娠期高血压、子痫前期－子痫、妊娠合并高血压、高血压并发子痫前期。该组疾病严重影响母婴健康，是孕产妇和围产儿病死率升高的主要原因。

131. 什么是子痫前期－子痫？

子痫前期－子痫是妊娠期特有的疾病，一般在妊娠 20 周以后发生，常出现血压增高、尿蛋白增加等表现。本病是一种动态性疾病、病情可呈持续性进展。

子痫是子痫前期－子痫的最严重阶段，通常在子痫前期基础上发生不能用其他原因解释的抽搐，可以发生在产前、产时或产后，也可以发生在无临床子痫前期表现时。

132. 孕妇在什么情况下容易发生子痫前期?

（1）有子痫前期病史、子痫前期家族史（母亲或姐妹），高血压遗传因素等;

（2）年龄 ≥ 35 岁，妊娠前体质指数（BMI）≥ 28 kg/m²;

（3）有内科疾病史，如高血压病、肾脏疾病、糖尿病或自身免疫性疾病如系统性红斑狼疮、抗磷脂综合征等，存在高血压危险因素如阻塞性睡眠呼吸暂停综合征等;

（4）初次妊娠、多胎妊娠、妊娠间隔时间 ≥ 10 年，收缩压 ≥ 130 mmHg 或舒张压 ≥ 80 mmHg。

需要注意:

（1）不是每例子痫前期孕妇都存在所有的风险因素;

（2）多数子痫前期见于无明显风险因素的所谓"健康"孕妇。

133. 子痫前期如何预防?

对子痫前期进行早期预防和早期治疗，可有效降低母婴死亡率。孕妇在首次产前检查时，根据生化检测、子宫动脉多普勒血流检测等多项指标，联合高危因素可进行综合评估预测。

对评估预测后发现的高危人群，

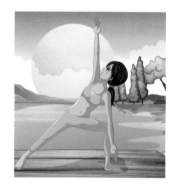

可能有效的预防措施有适度锻炼、合理饮食、补钙等，对于有特定子痫前期高危因素者，可按医嘱服用阿司匹林。

134. 出现什么情况提示为高血压并发子痫前期?

高血压妇女妊娠后出现以下几种情况时，需要考虑是否并发子痫前期：

（1）在妊娠前无蛋白尿，但妊娠 20 周后出现蛋白尿；

（2）妊娠前有蛋白尿，妊娠后出现以下任何一项，即考虑为高血压并发子痫前期：①蛋白尿明显增加；②血压进一步升高；③血小板减少并 $< 100 \times 10^9/L$；④出现其他肝肾功能损害、肺水肿、神经系统异常或视觉障碍等严重表现。

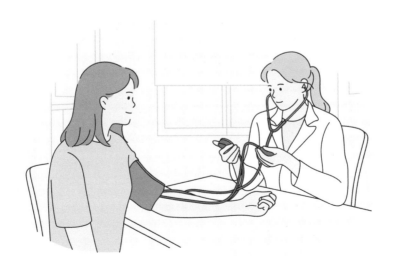

为避免高血压女性在妊娠后出现高血压并发子痫前期，患有高血压的育龄女性，在孕前要到专科进行评估，在高血压得到有效控制的情况下再妊娠。

135. 什么是尿妊娠试验？

尿妊娠试验俗称"早早孕试验"，通过检测女性尿液中是否含有一定量的人绒毛膜促性腺激素（hCG），从而判断是否怀孕。正常非妊娠女性结

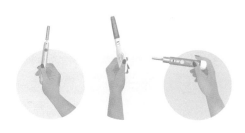

果呈阴性，妊娠女性结果为阳性。一般停经 35 d 后，尿妊娠试验就会呈阳性反应。临床对疑有妊娠而妊娠试验阴性者可在一周后复检，以避免漏诊。

136. 尿妊娠试验阳性就是怀孕了吗？

hCG 是孕妇胎盘滋养层细胞分泌的一种糖蛋白，主要存在于孕妇血液和尿液中，非怀孕女性的血液和尿液中 hCG 含量非常低。但是，尿妊娠阳性不一定就是怀孕。妊娠滋养层细胞疾病（如葡萄胎、妊娠滋养细胞肿瘤）以及卵巢生殖细胞肿瘤等，也能导致尿 hCG 升

高，尿妊娠试验呈现阳性。因此，育龄女性检测出尿妊娠试验阳性，需要去医院进一步检查，结合血 hCG 和腹部 B 超的结果综合判断是否怀孕。

137. 为什么会出现尿妊娠试验假阳性或假阴性？

尿液中存在干扰物质如蛋白质、药物、细菌、红细胞或白细胞，所以尿妊娠试验有 1% 的假阳性。同时，也可能会出现假阴性，这是因为低于 25 ~ 50 U/L 的 hCG 浓度水平不能检出，因此尿妊娠试验样本最好是首次晨尿，此时 hCG 含量最高。另外，某些情况（如高温、高 pH 值、试剂过期等）也可能出现错误结果。

138. 血液 hCG 和尿液 hCG 的区别有哪些？

hCG 最早出现在孕妇血液中，随着孕周增加，hCG 可通过血液循环而排泄到尿液中，这时候血液和尿液会同时存在 hCG，因此有血 hCG 和尿 hCG 两种检测方式。这两种试验的区别见下表：

项目	尿 hCG	血 hCG
样本类型	尿液	静脉血
检测时间	停经后 7 ~ 10 d	受精后 9 ~ 11 d 或停经后 1 ~ 2 d
方法学评价	定性，易出现假阳性或假阴性	定量，敏感度和准确度更高
临床意义	仅用于初步判断是否怀孕	可用于诊断早期妊娠、多胎妊娠、异位妊娠、葡萄胎、某些内分泌疾病或肿瘤等
优点	无创、便捷、操作简单	结果准确、应用更广

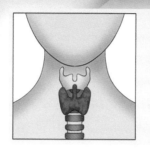
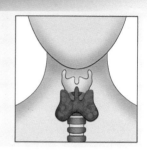

第5篇

揭开甲状腺的"神秘面纱"

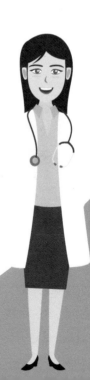

139. 什么是甲状腺？

甲状腺位于颈部甲状软骨下方，气管两旁，犹如盾甲，形似蝴蝶，重量为 20 ~ 25 g。甲状腺是人体最大的内分泌腺，分泌、合成各种甲状腺激素，以维持机体的正常生长发育。

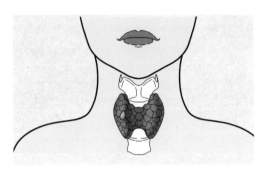

140. 什么是甲状腺激素？

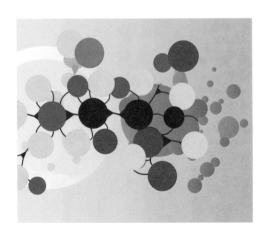

甲状腺激素是甲状腺所分泌的激素，作用于人体几乎全部细胞，它的合成和分泌，受下丘脑 - 腺垂体 - 甲状腺轴调节。甲状腺激素包括三碘甲状腺原氨酸（T3）和甲状腺素（T4）。甲状腺激素进入血液后，大部分 T3 和 T4

与血液中的甲状腺结合球蛋白（TBG）结合，成为结合型 T3 和结合型 T4；一小部分仍保持游离态，即游离型 T3（FT3）和游离型 T4（FT4）。结合型 T3 与 FT3 总和称为总 T3（TT3），结合型 T4 与 FT4 总和称为总 T4（TT4）。

141. 什么是促甲状腺激素？

促甲状腺激素（TSH）是由腺垂体分泌的激素，能促进甲状腺分泌甲状腺激素，是诊断甲状腺疾病最灵敏的指标。孕前检测 TSH 可以提示甲状腺功能是否存在异常。

142. 常见的甲状腺疾病有哪些？

甲状腺疾病是目前常见的内分泌疾病，甲状腺代谢紊乱是其根本原因。常见的甲状腺疾病包括甲状腺功能正常的甲状腺肿、甲状腺功能亢进症（甲亢）、甲状腺功能减退症（甲减）、自身免疫性甲状腺炎及甲状腺肿瘤等。其中，与甲状腺激素代谢异常直接相关的是甲亢和甲减。

143. 甲状腺疾病的发病特点有哪些?

近年来，甲状腺疾病患病率居高不下，且女性多于男性。与非妊娠期女性相比，妊娠期女性更容易出现临床甲亢、临床甲减以及亚临床甲减等甲状腺疾病。

144. 甲状腺疾病的高危人群有哪些?

（1）有甲亢、甲减病史或目前有甲状腺功能异常的症状或体征；

（2）有甲状腺手术史和 / 或 ^{131}I 治疗史或头颈部放射治疗史；

（3）有自身免疫性甲状腺病或甲状腺疾病家族史；

（4）有甲状腺肿；

（5）甲状腺自身抗体阳性；

（6）有 1 型糖尿病或其他自身免疫病，包括白癜风、肾上腺功

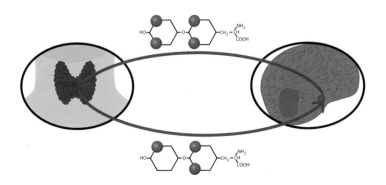

能减退症、甲状旁腺功能减退症、萎缩性胃炎、恶性贫血、系统性硬化症、系统性红斑狼疮、干燥综合征等；

（7）有流产史、早产史、不孕史；

（8）有多次妊娠史（≥2次）；

（9）体质指数 (BMI) > 40 kg/m^2；

（10）年龄 > 30 岁；

（11）服用胺碘酮或锂制剂或近期碘造影剂暴露；

（12）有中、重度碘缺乏地区居住史。

145. 甲状腺疾病实验室检测指标有哪些？

甲状腺功能	甲状腺自身抗体	其他指标
总三碘甲状腺原氨酸（TT3）	甲状腺球蛋白抗体（TgAb）	甲状腺球蛋白（Tg）
总甲状腺素（TT4）	甲状腺过氧化物酶抗体（TPOAb）	降钙素（CT）
游离三碘甲状腺原氨酸（FT3）	促甲状腺激素受体抗体（TRAb）	
游离甲状腺素（FT4）		
促甲状腺激素（TSH）		

146. 甲状腺功能筛查结果怎么判读？

甲状腺功能检测结果	临床意义
TSH↓，TT3、TT4、FT3、FT4均正常	亚临床甲亢
TSH↑，TT3、TT4、FT3、FT4均正常	亚临床甲减
TSH↓、TT3↑、TT4↑、FT3↑、FT4↑	甲亢、自主高功能性甲状腺腺瘤
TSH↑、TT3↓、TT4↓、FT3↓、FT4↓	原发性甲减
TSH↑或正常，FT4↑	可能TSH腺瘤或甲状腺抵抗综合征
TSH↓、正常或轻度↑，TT3↓、TT4↓、FT3↓、FT4↓	中枢性甲减
TSH正常，TT3↓、FT3↓，TT4和FT4均正常	低T3综合征

147. 甲状腺功能筛查前需要注意什么？

（1）规律作息，早睡早起。

（2）尽量避免喝咖啡和浓茶。

（3）抽血当天正常饮食即可，不需要空腹。

（4）如果正在服用某些会影响甲状腺功能的药物，如糖皮质激素、性激素、多巴胺、溴隐亭、胺碘酮、锂剂、苯妥英钠等，要提前告知。

（5）如果正在接受药物治疗甲状腺疾病，检查当天应该正常服药，以客观反映药物的治疗效果。

（6）TT3 和 TT4 测定受 TBG 等结合蛋白量和结合力变化的影响。TBG 升高常见于高雌激素状态，如妊娠或用雌激素治疗的患者、口服避孕药的妇女。此外，TBG 受雄激素、低蛋白血症（严重肝病、肾病综合征）、泼尼松等影响而下降。

148. 什么是甲亢?

甲亢全称甲状腺功能亢进症，是指甲状腺腺体本身产生甲状腺激素过多而引起的甲状腺毒症，其病因包括毒性弥漫性甲状腺肿（Graves 病）、毒性结节性甲状腺肿和甲状腺自主高功能腺瘤等。根据甲状腺功能亢进的程度，还可以分为临床甲亢和亚临床甲亢。我国临床甲亢的患病率为 0.8%，其中 80% 以上是由 Graves 病引起的。

149. 什么是 Graves 病?

Graves 病是器官特异性自身免疫病之一，属于自身免疫性甲状腺病，临床表现是一种多系统的综合征，包括高代谢症候群、弥漫性甲状腺肿、眼征、皮损和甲状腺肢端症。

150. 甲亢的临床表现有哪些?

（1）症状：主要表现为易激动、烦躁失眠、心悸、乏力、怕热、多汗、消瘦、食欲亢进、大便次数增多或腹泻、女性月经稀少。

（2）体征：①大多数病人有不同程度的甲状腺肿大，少数病例甲状腺不肿大，特别是老年人；②结节性甲状腺肿伴甲亢可触及结节性肿大的甲状腺；③甲状腺自主性高功能腺瘤可扪及孤立结节；④心血管系统表现有心率增快、心脏扩大、心力衰竭、心律失常、心房颤动以及脉压增大等。

（3）眼部表现：①单纯性突眼，表现为眼球轻度突出、眼裂增宽、瞬目减少；②浸润性突眼，即 Graves 眼病，表现为眼球明显突出，超过眼球突度参考值上限的 3 mm 以上。

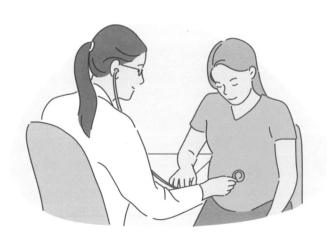

151. 甲亢的诊断标准是什么?

（1）临床高代谢症状和体征。

（2）甲状腺体征：甲状腺肿和（或）甲状腺结节。

（3）血清激素：总 T3（TT3）、总 T4（TT4）、FT3、FT4 增高，原发性甲亢 TSH 降低。

152. 什么是甲减?

甲减，全称甲状腺功能减退症，是由于甲状腺激素合成和分泌减少或生物学作用降低导致的全身代谢减低综合征。根据甲状腺功能减退程度，分为临床甲减和亚临床甲减。

153. 甲减有哪几种?

根据病因不同，甲状腺功能减退症可以分为：①原发性甲减；②继发性甲减；③三发性甲减；④外周组织性甲减。

154. 甲减的患病率有多高?

成年人中甲减患病率女性高于男性,且随年龄增长而升高,其中亚临床甲减的患病率高于临床甲减。2010 年在 10 个城市开展的甲状腺疾病患病率的调查显示,我国亚临床甲减患病率为 16.7%,临床甲减患病率为 1.1%。

155. 甲减的临床表现有哪些?

甲状腺功能减退起始于胎儿期或新生儿期的,称为呆小症,因影响神经系统发育,尤其是脑发育障碍,可表现为严重智力低下,同时有黏液性水肿,生长发育障碍;起病于儿童期的,有生长发育障碍,

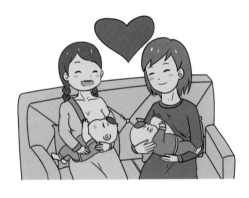

严重者有黏液性水肿,智力可受一定影响,甲状腺素替代治疗可改善发育和终身高;成年人甲减发病隐匿,进展缓慢,以代谢率减低和交感神经兴奋性下降为主。甲减早期症状缺乏特异性,典型患者会出现畏寒、乏力、手足肿胀感、嗜睡、记忆力减退、反应迟钝、少汗、关节疼痛、体重增加、便秘、女性月经紊乱或者月经过多、不孕等表现。

156. 甲减的实验室检测指标有哪些变化?

（1）TSH：TSH 是评估原发性甲状腺功能异常最灵敏和最早期的指标，甲减时常表现为升高。

（2）FT3、FT4：临床甲减患者一般两者均下降，轻型甲减和甲减初期多以 FT4 下降为主；亚临床甲减 FT3、FT4 均正常。

（3）TT3、TT4：较重的甲减患者 TT3、TT4 均降低，轻型甲减患者 TT3 不一定下降；亚临床甲减 TT3、TT4 均正常。

（4）TgAb 和 TPOAb：TgAb 和 TPOAb 主要用于鉴别自身免疫性甲状腺疾病和非自身免疫性甲状腺疾病。TgAb、TPOAb 阳性，提示甲减是由自身免疫性甲状腺炎所致。

157. 什么是桥本甲状腺炎?

桥本甲状腺炎又称慢性淋巴细胞性甲状腺炎，其实质是自身免疫性甲状腺疾病的一种。因是 1912 年一位叫桥本的日本医生首次发现并报道，后人为了纪念他，以他的名字命名本病。桥本甲状腺炎是一种重女轻男的疾病，其对女性情有独钟，据统计，男女发病率比例约为 1 : 10，而 30 ~ 50 岁为高发年龄段。

典型桥本甲状腺炎的病程可分为三期，即甲亢期、稳定期和甲减期。

（1）甲亢期

甲亢症状通常较轻，持续时间短暂，为一过性，多数患者在这个阶段无明显感觉。如果是轻度甲亢，可以不用服药、定期监测。但如果甲亢症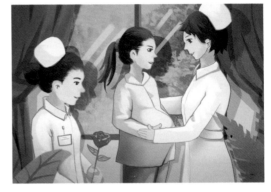状明显，可小剂量应用抗甲状腺药物，定期复查，调整药量，往往只需要短时间用药。

（2）稳定期

又称"甲功正常期"，此期患者甲功可以是正常的，患者往往没有什么症状，而仅仅表现为甲状腺自身抗体升高；部分患者可以终身停留在这个阶段，另有部分患者会继续进展到下一期，此时一般无需特别治疗，但要定期检查甲状腺功能和抗体水平。

（3）甲减期

甲减通常出现在病程的最后阶段，病情严重者要及时治疗，且多为长期治疗或者终身治疗。需要强调的是，甲状腺素的替代治疗对于胎儿比较安全，不会有致畸、流产风险，切勿擅自停药。

虽然该疾病有三个阶段，但是并不意味着每个患者都会经历所有阶段，具体情况因人而异，有的患者可能一直都是甲状腺功能正常期。

159. 桥本甲状腺炎如何诊断？

一般根据甲状腺功能（甲状腺激素、甲状腺自身抗体）和甲状腺超声检查即可作出诊断。TPOAb 和 TgAb 呈阳性，特别是 TPOAb 高滴度阳性，是诊断桥本甲状腺炎最有意义的实验室指标。但要注意这两个指标仅有诊断意义，数值的高低与病情进展和严重程度并无直接关系。当然，甲状腺细针穿刺取组织活检是诊断金标准，但因有创伤，绝大多数情况下不做常规推荐。

160. 被诊断为桥本甲状腺炎怎么办？

桥本甲状腺炎虽然无法治愈，但并不可怕，坚持正确的治疗方案和保持健康乐观的心情有助于病情好转。桥本甲状腺炎患者平时注意适碘饮食，有效控制碘的总摄入量，适当补充硒、维生素 D 等微量营养元素。生活中调整心态，适当锻炼，劳逸结合，保障睡眠。最重要的是定期复查甲状腺功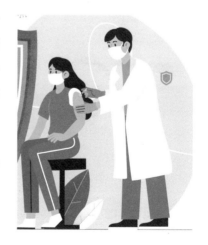能和甲状腺超声检查，注意尿碘监测，若出现不适症状应及时就诊复查，以便尽早干预或及时调整治疗方案。

161. 桥本甲状腺炎如何治疗?

桥本甲状腺炎是否需要治疗最重要的是看甲状腺的功能。根据甲状腺功能的不同,选择不同的治疗方案;定期监测甲状腺功能,适时调整药物。需要注意的是,甲状腺自身抗体一般会终身存在人体内,因此桥本甲状腺炎治疗目标不是让甲状腺自身抗体转阴,而是纠正甲状腺功能异常,改善症状。

162. 桥本甲状腺炎的危害有哪些?

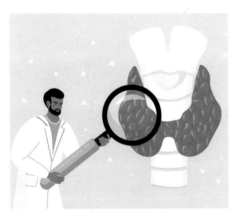

桥本甲状腺炎是由于甲状腺自身抗体攻击自身甲状腺细胞导致的一种甲状腺肿大和功能异常的自身免疫性疾病,多数患者最终进展为甲减。桥本甲状腺炎多发于女性,对育龄期妇女影响较大,可导致女性不孕,影响胎儿智力及骨骼发育,增加不良妊娠结局发生风险。

163. 桥本甲状腺炎患者能怀孕吗?

桥本甲状腺炎可能在一定程度上影响育龄期妇女的生育功能，但是并不是说桥本甲状腺炎患者不能怀孕。如果是在备孕阶段，调整合适的促甲状腺激素水平就可以正常备孕。桥本甲状腺炎患者在孕期也要遵医嘱定期复查甲状腺功能，需要密切监测、调控甲状腺功能水平，必要时予以补充甲状腺激素治疗。

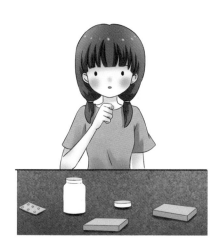

164. 甲状腺结节是什么?

甲状腺结节是指甲状腺腺体内甲状腺细胞的异常、局灶性生长引起的离散病变。

165. 甲状腺结节的患病率是多少？

借助高分辨率超声，甲状腺结节的检出率可高达 20%~70%，女性居多，且在育龄期女性中高发。我国甲状腺结节的患病率是 20.43%，随着年龄和体质指数 (BMI) 增加而增加。妊娠妇女甲状腺结节的患病率为 3%~21%，且随妊娠次数及年龄的增加而增加。

166. 甲状腺结节可能的病因有哪些？

碘是人体必需的微量元素，是合成甲状腺素的主要原料之一。碘缺乏或过量均会引起甲状腺疾病，如结节。另外，环境因素、自身免疫系统异常、遗传因素、性格因素、电离辐射、性别、BMI、尿酸、血糖、脂肪肝、妊娠期内环境改变等也与甲状腺结节有关。

167. 甲状腺结节的临床表现有哪些？

（1）颈部肿物：体积较大的良性结节体检时可触及单个或多个圆形或椭圆形结节，结节表面光滑，界限清楚，活动度好，可随吞咽上下移动；体积较小未触及肿物，可在超声检查中证

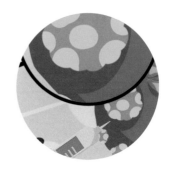

实"结节"的存在。

（2）压迫症状：多数患者无明显症状；结节大到一定程度时，会压迫气管、食管、喉返神经，出现不同程度的呼吸不畅、吞咽不适、哽塞感以及声嘶。

（3）颈部淋巴结肿大：可在皮下触及肿物。

168. 甲状腺结节的实验室检查有哪些?

甲状腺结节主要依靠甲状腺超声诊断，但是所有的甲状腺结节均应检测血清促甲状腺激素（TSH）、游离三碘甲状腺原氨酸（FT3）和游离甲状腺素（FT4），明确是否甲状腺功能异常。TSH 增高者需要测定甲状腺自身抗体，TSH 降低者需鉴别是否为具有功能性的结节。

169. 甲状腺结节如何辨别良恶性?

主要包括病史、临床表现、实验室检查、甲状腺超声检查综合判断，超声引导下细针穿刺细胞学检查（FNAC）可对结节的良恶性进行有效、准确的评估。5%~ 10% 的甲状腺结节可能为恶性。

170. 甲状腺结节如何处理?

多数良性甲状腺结节仅需定期随访,无症状且增长不快的良性结节无须特殊治疗。少数情况下,可选择手术治疗、内科治疗(如TSH抑制治疗)、¹³¹I治疗和消融治疗等。

171. 甲状腺结节患者生活中需要注意什么?

多补充优质蛋白和维生素,多吃新鲜蔬果、粗粮以补充膳食纤维和维生素;尽量减少可能的放射线暴露;杜绝不良生活习惯,关注情绪变化;定期进行超声和甲状腺功能检查。

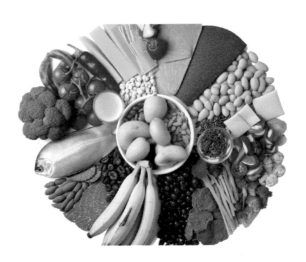

172. 妊娠期妇女有甲状腺结节怎么办?

妊娠期甲状腺结节有增大及新发的可能性,但结节增大并不意味着发生恶变。所有甲状腺结节的妊娠妇女均应检测血清促甲状腺激素水平,孕产期发现甲状腺结节以监测、随访为主。妊娠前确诊甲状腺结节者,孕产期无需增加特殊随访。

对于孕期意外发现的甲状腺结节,如果是良性结节无需特殊的监测;如果是恶性结节,需通过超声进行监测随访,可根据具体情况选择手术时期。一般妊娠早期行甲状腺切除术可能导致流产和胎儿器官发育受损,妊娠晚期行手术会增加早产的风险。因此,妊娠中期的甲状腺切除术对母亲和胎儿的风险最低。

173. 孕前为什么要做甲状腺功能检测?

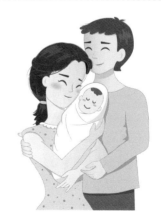

女性甲状腺功能异常不仅会导致月经紊乱,还与不良孕产史相关。在妊娠早期,胎儿甲状腺功能完全建立之前(即妊娠 20 周以前),胎儿脑发育所需的甲状腺激素主要来源于母体,母体的甲状腺激素缺乏可以导致后代的智力发育障碍;同时,甲状腺功能亢进患者容易诱

发妊娠期并发症。所以，甲状腺功能检查是孕前优生检查的重要内容之一，其结果可指导临床针对高危群体早期实施干预，以降低孕期相关疾病发生风险，最大限度地确保母婴安全。

174. 妊娠期促甲状腺激素会有哪些变化？

受胎盘分泌的人绒毛膜促性腺激素（hCG）影响，妊娠早期血清促甲状腺激素水平会下降 20%~30%，在妊娠 10~12 周达到最低点，妊娠中期血清促甲状腺激素逐渐升高，到妊娠晚期甚至会高于普通人群。

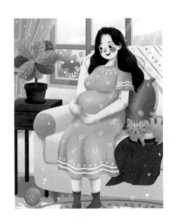

175. 甲状腺激素对胎儿的作用有哪些？

人的一生都离不开甲状腺激素，尤其在胎儿时期，甲状腺激素是调节胎儿生长发育和智力发育的重要激素之一。怀孕 12 周之前，胎儿未具备甲状腺功能，所需的甲状腺激素主要来源于母体，所以妊娠期尤其是孕早期维持正常的甲状腺功能对胎儿的生长发育至关重要。

176. 孕妇什么时候进行甲状腺功能筛查？

孕期甲状腺疾病筛查在妊娠 8 周以前，筛查指标应至少包括血清 TSH、FT4 和 TPOAb。筛查结果如有异常，应及时进行诊断和治疗。

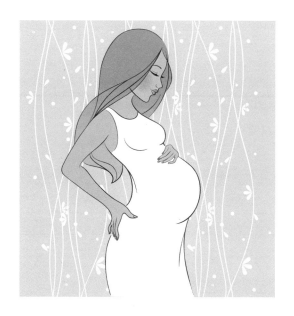

177. 什么是妊娠期甲亢？

妊娠期甲亢是一种较少见的妊娠合并症，其发病率为 0.1% ～ 0.4%，最常见的原因为弥漫性毒性甲状腺肿（Graves 病），其次为妊娠期一过性甲亢。

178. 妊娠期甲亢早期实验室检测会有哪些变化?

在怀孕 6~14 周进行初次甲状腺功能检测时，会有以下变化。

（1）激素变化

促甲状腺激素（TSH）< 妊娠期特异性参考范围下限（或 0.1 mU/ L），提示可能存在甲亢。若 FT3 和 FT4 高于妊娠期特异性参考范围，或 TT3 和 TT4 在妊娠中晚期高于非妊娠期参考范围上限 1.5 倍，可诊断为妊娠期甲亢；若 FT3 和 FT4 正常，则可诊断为妊娠期亚临床甲亢。

（2）TSH 受体抗体

血清 TSH 受体抗体（TRAb）是诊断 Graves 病的主要标志物，对于妊娠期甲亢的鉴别诊断具有重要价值。TRAb 可透过胎盘，对胎儿甲状腺功能产生影响，故妊娠期（特别是妊娠后半期）TRAb 水平升高提示可能发生胎儿和新生儿的甲亢或甲减。

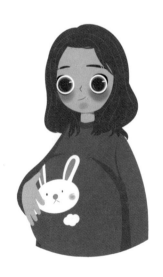

179. 甲亢对孕妇、胎儿有什么影响?

孕妇甲亢控制不良与流产、妊娠期高血压、早产、低出生体重儿、胎儿宫内生长受限、死产（胎儿在分娩时死亡）、甲状腺危象及妊娠妇女充血性心力衰竭相关。有研究提示，胎儿暴露于过多的母体促甲状腺激素，可能会导致远期癫痫和神经行为异常的疾病风险增加。母体促甲状腺激素水平过高，能够通过胎盘进入胎儿体内，进而抑制胎儿垂体分泌促甲状腺激素，导致胎儿甲亢、新生儿一过性中枢性甲减。

180. 甲亢女性患者是否可以怀孕?

（1）Graves 病甲亢女性应在甲状腺功能正常、病情平稳后再妊娠；

（2）如果正在接受抗甲状腺药物（ATDs）治疗，血清 TT3 或 FT3、TT4 或 FT4 达到正常范围，改用对胎儿影响小的药物（首选丙硫氧嘧啶）后可以怀孕；

（3）接受 ATDs 治疗的甲亢女性，一旦确定妊娠，可暂停 ATDs，并立即检测甲状腺功能和 TRAb，根据 FT3 和 FT4 水平决定是否继续应用 ATDs；

（4）甲亢患者出现严重的并发症，不宜妊娠。

181. 什么是妊娠期临床甲减？

妊娠期临床甲减是指妊娠妇女血清 TSH ＞妊娠期特异的参考范围上限，且 FT4＜妊娠期特异的参考范围下限。

182. 什么是妊娠期亚临床甲减？

妊娠期亚临床甲减是指妊娠妇女血清 TSH ＞妊娠期特异的参考范围上限，而 FT4 水平处于妊娠期特异的参考值范围内。

183. 妊娠期临床甲减和亚临床甲减的患病率是多少？

美国妊娠期临床甲减的患病率是 0.3%～0.5%，亚临床甲减的患病率约 15%；中国报道的妊娠期临床甲减患病率是 1.0%，亚临床甲减的患病率为 16.24%。

184. 妊娠期临床甲减对妊娠结局的影响有哪些?

妊娠期临床甲减会增加流产、早产、低出生体重儿、死胎等妊娠不良结局的风险,还可损害后代神经智力发育。

185. 妊娠期临床甲减和亚临床甲减是否需要治疗?

妊娠期临床甲减一旦确诊,应立即开始治疗;妊娠期亚临床甲减可根据血清 TSH 水平不同以及 TPOAb 检测结果是否为阳性来选择不同的治疗方案。

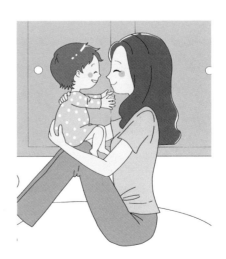

186. 妊娠期临床甲减的治疗药物及治疗目标是什么？

妊娠期临床甲减首选左甲状腺素（LT4）治疗，治疗目标是将 TSH 控制在妊娠期特异性参考范围的下 1/2。无法获得妊娠期特异性参考范围时，可将 TSH 控制在 2.5mU/L 以下。

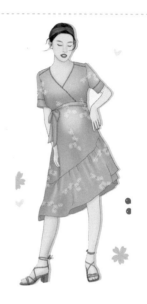

187. 孕前患有临床甲减的妇女什么时候可以怀孕？

孕前已经确诊临床甲减的妇女需先调整 LT4 治疗剂量，将 TSH 水平控制在 0.1 ~ 2.5mU/L 后再计划妊娠，且妊娠后 LT4 替代治疗剂量通常需要增加 20% ~ 30%。

第 6 篇

阴道分泌物的“小秘密”

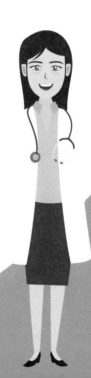

188. 什么是阴道分泌物？

阴道分泌物，也称为"白带"。其主要成分为大小阴唇、前庭大腺、宫颈腺体的渗出液、阴道黏膜的分泌物，阴道脱落细胞，外阴的分

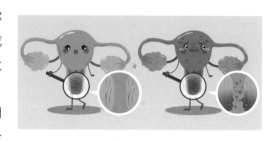

泌物以及少量子宫内膜液、输卵管液、白细胞和非致病性阴道杆菌。

189. 阴道分泌物检查内容主要有哪些？

阴道分泌物检查主要包括以下内容。

（1）理学检查：分泌物颜色、性状和 pH 值。

（2）有形成分显微镜检查：清洁度、阴道毛滴虫、真菌、线索细胞、加德纳菌、乳酸杆菌、革兰阴性双球菌和结晶。

（3）化学检查：胺试验、唾液酸苷酶、过氧化氢和白细胞酯酶测定等。

190. 正常阴道分泌物是什么样?

正常阴道分泌物呈白色稀糊状，一般无气味，量的多少与雌激素水平及生殖器的充血情况有关。临近排卵期时，量多、清澈、稀薄如蛋清；排卵期 2～3 d 后，量少、黏稠浑浊；行经前及妊娠期阴道分泌物会增加，而绝经后阴道分泌物会减少。

191. 常见的异常阴道分泌物有哪些?

（1）无色透明黏液性白带：如有大量此类分泌物，多见于雌激素药物应用后、卵巢颗粒细胞瘤等。

（2）水样白带：表现为淘米水样白带，且伴有特殊臭味，多见于宫颈炎、阴道癌晚期伴感染。

（3）脓性白带：以大量黄绿色、泡沫状阴道分泌物增多为特征，伴随外阴瘙痒、灼热感、有异味，常提示滴虫性阴道炎；其他脓性白带常见于慢性宫颈炎、宫腔积脓、阴道异物等。

（4）凝乳块或豆腐渣样白带：阴道分泌物增多，呈豆腐渣样或凝乳块，伴随外阴瘙痒、灼痛、性交痛或排尿痛，往往提示外阴阴道假丝酵母菌病（真菌性阴道炎）。

（5）灰白色稀薄奶油样白带：白带呈现灰白色且伴有浓烈异味、瘙痒等症状，常见于细菌性阴道病。

（6）红色血性白带：白带有时呈现出淘米水样，混有血液，整体呈现出淡红色，量比较多，多见于宫颈癌、子宫内膜癌或阴道癌。

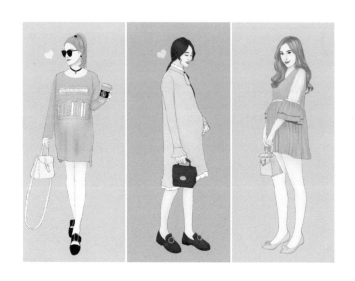

192. 如何判定阴道清洁度？

阴道清洁度是指阴道清洁的等级程度，以阴道分泌物中乳酸杆菌、上皮细胞、白细胞和杂菌的多少来判断。阴道清洁度分为Ⅰ～Ⅳ度。Ⅰ～Ⅱ度为正常，Ⅲ～Ⅳ度提示存在感染性阴道炎。

阴道清洁度的诊断标准如下：

清洁度	杆菌	球菌	白细胞或脓细胞	上皮细胞
Ⅰ度	多	无	0~5 个 /HPF	满视野
Ⅱ度	中	少	> 5~ ≤ 15 个 /HPF	1/2 视野
Ⅲ度	少	多	> 15~ ≤ 30 个 /HPF	少量
Ⅳ度	无	大量	> 30 个 /HPF	无

193. 什么是滴虫阴道炎？

滴虫阴道炎是由阴道毛滴虫引起的一种常见阴道炎症，也是常见的性传播疾病。阴道毛滴虫生存力较强，适宜在 pH 值 5.2 ~ 6.6 的潮湿环境中生长。月经前后阴道 pH 值会发生变化，月经后 pH 值接近中性，隐藏在腺体及阴道皱襞中的滴虫得以繁殖。因此，滴虫阴道炎常于月经前后发作。

194. 什么是阴道毛滴虫？

阴道毛滴虫是一种寄生虫，肉眼不可见。虫体直径为 8 ~ 45 μm，呈头宽尾尖的倒置梨形，大小为白细胞的 2~3 倍。虫体顶端有鞭毛 4 根，后端有鞭毛 1 根，在虫体前 1/3 处，有一个椭圆形的泡状核，体侧有波动膜，在显微镜下可见虫体作螺旋式运动。

195. 滴虫阴道炎是如何传播的？

滴虫阴道炎的传播方式主要有两种，即直接传播和间接传播。

（1）直接传播：经性交传播，是主要传播方式。男性由于感染滴虫后常无症状，易成为传染源。

（2）间接传播：经公共浴室、浴盆、浴巾、游泳池、坐便器、衣物、污染的器械及敷料等传播。

196. 滴虫阴道炎有什么症状?

阴道分泌物增多，阴道口和外阴瘙痒、黏膜充血，严重者有散在出血斑点，甚至宫颈有出血斑点，形成"草莓样"宫颈。阴道分泌物的典型特点是呈稀薄脓性、泡沫状、有异味，常为黄色或黄白色脓性，如合并其他感染则呈黄绿色。

197. 滴虫阴道炎如何诊断?

根据典型的临床症状容易诊断，在阴道分泌物中找到滴虫即可确诊。阴道清洁度常为 III 度或 IV 度，主要为 IV 度；阴道分泌物 pH 值 > 5.0（5.0 ~ 6.5）；化学检查乙酰氨基葡萄糖苷酶阳性或弱阳性，胺试验、过氧化氢测定、唾液酸苷酶、白细胞酯酶、β - 葡萄糖醛酸酶、脯氨基酸氨基肽酶均为阴性。

198. 滴虫阴道炎如何处理?

滴虫阴道炎会引起其他疾病，需全身及局部同时用药，并避免阴道冲洗。作为一种性传播疾病，滴虫阴道炎患者的性伴侣需同时进行治疗，且治愈前应避免无保护性行为。

199. 滴虫阴道炎危害有哪些?

引起阴道部位不适及疼痛感；吞噬精子，影响精子在阴道内的存活率；可并发滴虫性尿道炎、膀胱炎、肾盂肾炎；破坏阴道的弱酸环境，还有可能引起阴道细胞发育异常，诱发病变。妊娠期滴虫阴道炎，易造成胎膜早破、早产以及低出生体重儿等不良妊娠结局，所以滴虫阴道炎患者应在治愈后再妊娠。

200. 滴虫阴道炎如何预防?

注意个人卫生和经期卫生、提倡淋浴、公共厕所以蹲式为宜、避免长期久坐、贴身衣物建议高温消毒并于太阳下晾晒，发现感染后，夫妇或性伴侣双方应同时进行治疗，治疗期间禁止无保护性行为。

201. 什么是细菌性阴道病?

细菌性阴道病是阴道内正常菌群失调所致，以带有鱼腥臭味的稀薄灰白色阴道分泌物增多为特征的内源性混合感染性疾病。

202. 细菌性阴道病的发病原因有哪些?

主要是阴道内正常产生过氧化氢的乳酸杆菌减少或消失,阴道pH 值升高,阴道微生态失衡,其他微生物如加德纳菌、厌氧菌大量繁殖等,促使阴道菌群发生变化的原因尚未完全阐明,可能与多个性伴侣、频繁性交、反复阴道灌洗等有关。

203. 细菌性阴道病的临床特点是什么?

(1)临床症状不典型,容易漏诊,10% ~ 40% 的细菌性阴道病患者无明显自觉症状。

(2)有症状者主要表现为阴道分泌物增多,呈灰白色、稀薄均质状或稀糊状,有鱼腥臭味,可伴有轻度外阴瘙痒或烧灼感,但无阴道黏膜充血或红斑等炎症表现。

(3)复发率高。细菌性阴道病的初始治愈率为70% ~ 90%,治疗后 1 个月、3 个月、12 个月的复发率分别约为 20%、40% 和60%。

204. 细菌性阴道病如何诊断?

（1）Amsel 标准：是细菌性阴道病诊断的临床"金标准"，即下列 4 项临床特征中至少有 3 项阳性即可诊断为细菌性阴道病（其中线索细胞阳性为必备条件）。

①线索细胞阳性（线索细胞数量＞阴道上皮细胞总量的 20%）；

②胺试验阳性；

③阴道分泌物 pH 值＞4.5；

④阴道分泌物呈均质、稀薄、灰白色；

（2）Nugent 革兰染色评分标准：是实验室诊断细菌性阴道病的"金标准"。Nugent 评分总分为 10 分。评分 0~3 分为正常，4~6 分为细菌性阴道病中间态（过渡态），≥7 分可诊断为细菌性阴道病。具体的评分标准见下表。

Nugent 评分标准

评分	乳酸杆菌	加德纳菌及类杆菌	革兰染色不定的弯曲小杆菌
0	4+	0	0
1	3+	1+	1+ 或 2+
2	2+	2+	3+ 或 4+
3	1+	3+	–
4	0+	4+	–

205. 细菌性阴道病如何治疗?

（1）治疗原则：有症状的患者需要治疗；男性性伴侣无需常规治疗；妇科和产科手术前无论是否伴有症状都需治疗。

（2）治疗方案：抗厌氧菌药物治疗主要使用有硝基咪唑类药物（甲硝唑、替硝唑）和克林霉素等。

其他治疗方法：使用微生态制剂，如阴道局部使用乳酸杆菌制剂等。

206. 细菌性阴道病危害有哪些?

细菌性阴道病是育龄期女性最常见的阴道感染性疾病之一，会对女性的生殖健康造成严重危害，可增加盆腔炎症性疾病、妇科手术后感染、不孕、流产、早产、胎膜早破、新生儿感染、产褥感染等的发生风险。

207. 细菌性阴道病如何预防?

注意个人卫生、增强体质、避免长期使用抗生素、提倡安全性行为、积极治疗、防治并发症。

208. 什么是外阴阴道假丝酵母菌病?

是由假丝酵母菌引起的常见外阴阴道炎症,俗称真菌性阴道炎或霉菌性阴道炎。主要症状为外阴阴道瘙痒、灼痛、性交痛和阴道分泌物增多,分泌物白色黏稠,呈豆腐渣状或凝乳样。表现为阴道黏膜水肿、红斑、有白色膜状物,无特殊气味。

209. 外阴阴道假丝酵母菌病发病率如何?

据统计,75% 的女性一生中至少曾患一次外阴阴道假丝酵母菌病,其中 40%～50% 的妇女经历两次或两次以上,6%～9% 女性反复发作,对妇女的日常生活和身心健康造成严重影响。

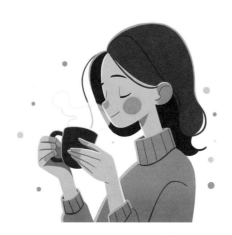

210. 外阴阴道假丝酵母菌病诱因有哪些?

经期、妊娠期、性生活、个人卫生、环境因素、身体免疫力降低、激素类药物使用、糖尿病等都是外阴阴道假丝酵母菌病的发病诱因。

211. 外阴阴道假丝酵母菌病有什么危害?

外阴阴道假丝酵母菌病会引起外阴阴道明显瘙痒,严重者会表现为坐立不安,影响患者的生活质量;外阴阴道假丝酵母菌病易复发、不易根治,在患病早期应积极治疗。

212. 外阴阴道假丝酵母菌病的分类有哪些?

外阴阴道假丝酵母菌病(VVC)可分为单纯性和复杂性两种,后者占10%~20%。临床评分标准见下表,评分<7分为轻、中度VVC,评分≥7分为重度VVC。

外阴阴道假丝酵母菌病（VVC）临床评分标准

评分项目	0	1	2	3
瘙痒	无	偶有发作，可被忽略	能引起重视	持续发作，坐立不安
疼痛	无	轻	中	重
阴道黏膜充血、水肿	无	轻	中	重
外阴抓痕、皲裂、糜烂	无	—	—	有
分泌物量	无	较正常稍多	量多，无溢出	量多，有溢出

 ## 213. 什么是白假丝酵母菌？

外阴阴道假丝酵母菌病是由假丝酵母菌引起的，白假丝酵母菌为假丝酵母菌的一种，菌体圆形或卵圆形，直径 3～6 µm，大小不等，革兰染色阳性，着色不均匀。以芽生方式繁殖，在组织内易形成芽生孢子、假菌丝。培养后在假菌丝中间或顶部常有较大、壁厚的圆形或梨形细胞，称为厚膜孢子，是本菌的特征之一。临床上 85%～90% 的外阴阴道假丝酵母菌病（真菌性阴道炎）是由白假丝酵母菌引起。

214. 实验室如何检测假丝酵母菌？

（1）显微镜检查：白细胞增多或少量增多，镜下可见真菌孢子和（或）假菌丝；阴道清洁度一般为Ⅲ或Ⅳ度，有时可见Ⅱ度。

（2）化学检查：脯氨基酸氨基肽酶和乙酰氨基葡萄糖苷酶阳性或弱阳性，胺试验、过氧化氢测定、唾液酸苷酶、白细胞酯酶、β-葡萄糖醛酸酶均为阴性。

（3）分泌物 pH 值＜ 4.5。

215. 假丝酵母菌检测的临床意义是什么？

假丝酵母菌是真菌的一种，是外阴阴道假丝酵母菌病的诊断依据。正常女性也可发现真菌，但机体免疫力正常时并不发病，此时一般为孢子，且数量少。真菌性阴道炎时可发现大量的孢子和菌丝，并伴清洁度异常，结合临床症状即可诊断为真菌性阴道炎。发现假菌丝，往往提示真菌感染较严重。

216. 外阴阴道假丝酵母菌病如何诊断？

有阴道炎症状体征者，具备下列两项之一可做出诊断：

（1）阴道分泌物湿片显微镜检查见到芽生孢子、假菌丝或菌丝。

（2）阴道分泌物真菌培养显示假丝酵母菌阳性。

217. 外阴阴道假丝酵母菌病如何处理?

在医生指导下适当使用药物；治疗期间严禁性行为，并消毒内裤及洗浴用具，防止交叉感染；改变阴道 pH 值；寻找并消除可能诱因，如勤换内裤，用过的毛巾等生活用品用开水烫洗，糖尿病患者积极治疗原发病等。

218. 外阴阴道假丝酵母菌病如何预防?

均衡饮食，锻炼身体，提高身体免疫力；养成良好的卫生习惯，勤换内裤，避免内裤与袜子混洗；提倡淋浴；合理使用抗生素等。

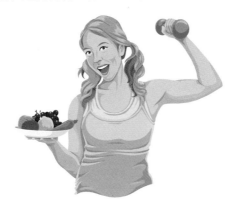

219. 妊娠期得了外阴阴道假丝酵母菌病有什么危害？需要治疗吗？

妊娠期由于阴道局部微环境等的改变，外阴阴道假丝酵母菌病（VVC）易复发，容易引起胎膜早破，危害母婴健康。妊娠期 VVC 以局部用药为主，经及时治疗后，对胎儿影响不大。

220. 孕前为什么要做阴道分泌物检查？

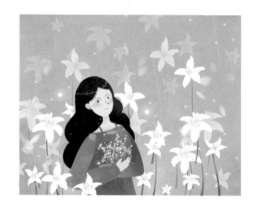

阴道分泌物检查对女性生殖系统炎症诊断及疗效观察具有较大的价值。孕前进行阴道分泌物检查，可以对育龄女性生殖系统感染或炎症情况进行筛查，这些炎症和感染在孕期容易导致孕妇流产、早产、羊水感染及胎儿发育异常等不良妊娠结局。因此，在孕前进行阴道分泌物检查可以有效预防这些不良事件的发生，确保母婴安全。

221. 什么是阴道自净作用?

正常生理情况下,机体分泌的雌激素和阴道乳酸杆菌共同维持阴道正常的酸性环境,使 pH 值保持在 3.8 ~ 4.5,可以抑制其他病原体的生长,称为"阴道自净作用"。

222. 如何维护阴道健康?

为防止感染,需保持良好的卫生习惯,并穿着透气的棉质内裤;不要使用冲洗器过度清洁,因其容易破坏阴道弱酸性环境,影响阴道自净作用;要进行安全的性行为,并使用防护措施避免性传播疾病感染;饮食宜清淡、易消化、富有营养,忌食油腻、甜腻食物,保持心情愉快;定期进行体检,若分泌物颜色异常或有异味,应及时就医。

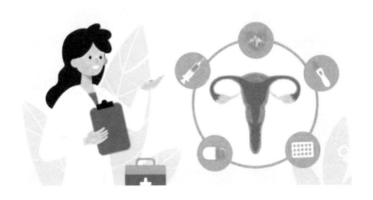

223. 什么是淋病?

淋病是由淋球菌感染所致的一种性传播疾病,主要表现为泌尿生殖系统的化脓性感染。临床表现从无症状到伴发各种并发症,子宫颈有淋球菌感染时,可合并上生殖系统的感染,如子宫内膜炎、输卵管炎等。

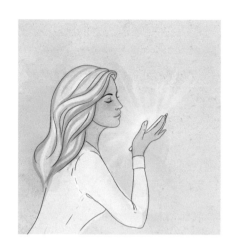

224. 什么是淋球菌?

淋球菌的学名为淋病奈瑟球菌,是一种革兰染色阴性双球菌,喜潮怕干,较为脆弱,离开人体不易生长,一般消毒剂都可将其杀灭。

225. 淋病是如何传播的?

人类是淋球菌的唯一天然宿主,因此感染了淋球菌的患者是其传染源。性传播是淋病的主要传播途径，主要通过不洁性交引起，也可通过被患者分泌物污染的衣物、被褥、毛巾、浴盆等间接感染。此外，还要注意产道感染引起的新生儿淋菌性结膜炎。

226. 感染了淋球菌有何临床表现?

感染淋球菌后，一般 2 ~ 5 d 会出现较为明显的临床表现，主要表现为泌尿生殖系统的化脓性感染症状：男性患者可表现为典型的尿道炎症状，尿痛、尿急、排尿困难，尿道口红肿，脓性分泌物自尿道排出等症状。女性患者中 50% 左右症状轻微，常见宫颈炎、阴道分泌物增加、宫颈红肿等症状，也可出现急性尿道炎症状。淋球菌还会感染尿道和宫颈管等生殖器以外的部位，例如咽喉、结膜、直肠、关节和骨盆内等全身各处并引起相应症状。

227. 淋病的实验室检查怎么做?

取生殖道分泌物涂片，通过革兰染色，借助显微镜，在分泌物的白细胞内见到革兰染色阴性双球菌，对有尿道炎症状的男性患者具有诊断价值。但对男性无症状感染者和女性患者的分泌物直接涂片检查的阳性率较低，需要经细菌培养才可作出诊断。

淋球菌的培养至少需要 24 h，有时需要培养至 72 h 才能作出判断。培养法有较高的敏感性和特异性，是淋球菌实验室检测诊断的"金标准"。培养阳性后，可进一步做药敏试验，以确定淋球菌对抗生素的敏感性，合理选择用药。

228. 淋病治疗时应注意什么？

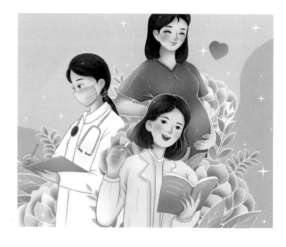

淋病需根据流行病学史、临床表现和实验室检查结果进行综合分析后作出诊断。备孕女性如果检查出淋球菌阳性，应治愈后妊娠，性伴侣需同时治疗，治疗期间应避免无屏障保护的性行为。需要注意的是女性约 50% 感染者无明显症状，有不安全性行为的无症状女性感染者，如果不进行孕前淋球菌检查可能导致"带淋妊娠"。

在治疗过程中需要谨遵医嘱，切勿私自停药，因为症状减轻并不是痊愈，也有可能是淋球菌向后尿道或者向生殖道扩散，若这时治疗中断会引起一系列的并发症，甚至会导致不孕不育。因此在足量治疗结束后，应间隔1～2周复查，在无再次不洁性接触、临床症状和体征全部消失、涂片和培养检查淋球菌连续2次阴性后方可认为痊愈。

229. 淋病对妊娠有什么影响?

（1）妊娠期淋病可引起羊膜腔内感染，导致流产、早产、胎儿宫内发育迟缓等;

（2）分娩时胎儿经过感染产妇的生殖道可感染淋球菌，引起新生儿淋菌性眼结膜炎、新生儿淋菌性咽炎、新生儿败血症等;

（3）产后可产生淋菌性子宫内膜炎、淋菌性盆腔炎、淋菌性败血症等。

230. 妊娠期得了淋病怎么办?

妊娠期淋病是可治的，但应该尽早确诊，根据药物敏感试验结果，在医生指导下选择对淋球菌最敏感的药物，足量、正规、正确治疗。应坚持定期复查，夫妻或性伴侣双方同时接受检查和治疗。有研究表明，妊娠期淋病经抗生素正规治疗后，不会对妊娠结局产生严重不良影响。

231. 淋病如何预防？

（1）避免不安全性行为，正确使用避孕套；

（2）配偶患病后要禁止性生活，及时治疗；

（3）主动进行孕前优生健康检查，避免"带淋妊娠"；

（4）孕期感染淋球菌，要及时到医院接受正规治疗，防止传染给胎儿。

232. 什么是沙眼衣原体？

沙眼衣原体是一类严格真核细胞内寄生、有独特发育周期的原核细胞型微生物。

233. 什么是生殖道沙眼衣原体感染？

由沙眼衣原体引起的泌尿生殖道部位炎症，叫做生殖道沙眼衣原体感染，是我国法定管理及重点监测的传染病。沙眼衣原体主要是经不洁性行为传播，男性多见于同性性行为者，女性多由男性伴侣传播。生殖道沙眼衣原体感染是导致男女非淋球菌性尿道炎的主要原因之一，严重者可导致男女不孕不育。

234. 生殖道沙眼衣原体感染的传播途径有哪些？

（1）性接触传播：沙眼衣原体的主要传播途径是经性接触传播；

（2）间接接触传播：沙眼衣原体可通过密切接触患者污染的衣物、物品等进行传播；

（3）母婴传播：感染沙眼衣原体的孕妇，可能会通过宫内感染、产时感染和产褥感染的方式垂直传播给新生儿。

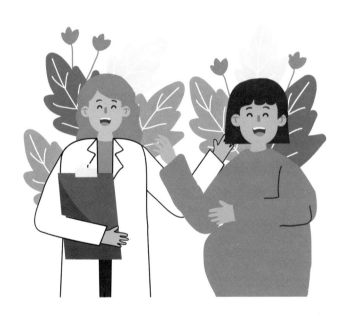

235. 感染生殖道沙眼衣原体后有什么危害?

感染生殖道沙眼衣原体后,临床上多呈隐匿发展,无症状或症状轻微,常容易错过诊断以及治疗时机,从而导致严重的并发症。比如男性不育、前列腺炎和附睾炎;女性不孕、盆腔炎和异位妊娠。

236. 感染生殖道沙眼衣原体后对妊娠的影响有哪些?

(1)生殖道沙眼衣原体感染可引起女性不孕症、异位妊娠、急性子宫内膜炎、急性盆腔感染;

(2)妊娠期生殖道沙眼衣原体感染的孕妇,易发生流产、早产、胎膜早破及胎儿宫内感染;

(3)通过阴道分娩的新生儿易患新生儿衣原体眼炎、新生儿衣原体呼吸道感染(肺炎)和中耳炎等。

237. 生殖道沙眼衣原体实验室检测有哪些方法?

（1）抗原检测：是目前国内临床最常用方法，但敏感度及特异度较低，包括直接免疫荧光法和酶联免疫吸附试验（ELISA）。

（2）抗体检测：在输卵管炎或盆腔炎性疾病时血清抗体明显升高，包括补体结合试验、ELISA及免疫荧光法。

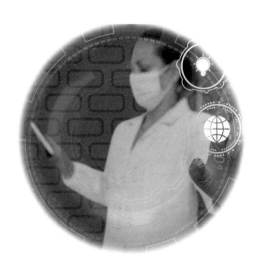

（3）核酸检测：是目前诊断沙眼衣原体感染敏感性和特异性最高的方法，能检测到浓度非常低的衣原体。包括核酸扩增技术和基因探针技术。

（4）培养法：这是沙眼衣原体检测的"金标准"。该法优点为特异度几乎为100%，但因方法复杂难以在临床工作中推广应用。

238. 女性在检测沙眼衣原体前需要做哪些准备?

（1）24 h 内无性行为；

（2）48 h 内无阴道冲洗及阴道用药；

（3）3 d 内未做阴道镜检查；

（4）非月经期。

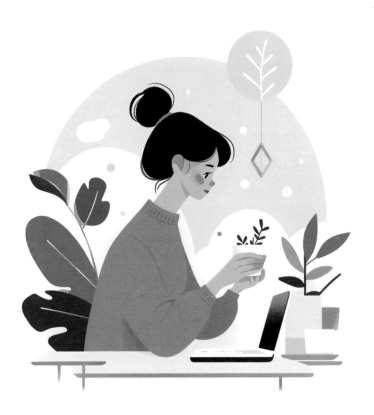

239. 如何确诊生殖道沙眼衣原体感染?

诊断方法	男性感染	女性感染	新生儿感染
流行病学史	有不安全性行为,多性伴或性伴感染史	有不安全性行为,多性伴或性伴感染史	母亲有泌尿生殖道沙眼衣原体感染史
临床表现	尿道炎、附睾炎、前列腺炎、关节炎、直肠炎、眼结膜炎、咽炎	70%无症状,有症状出现宫颈炎、尿道炎、盆腔炎、直肠炎、眼结膜炎、咽炎	新生儿结膜炎、新生儿肺炎
实验室检查	(1)抗原检测:阳性 (2)抗体检测:阳性 (3)核酸检测:阳性 (4)培养法:阳性		
诊断分类	(1)确诊病例:同时符合流行病学史、临床表现及实验室检查中的任一项 (2)无症状感染:符合实验室检查中任一项且无症状		

240. 生殖道沙眼衣原体感染如何预防？

（1）提高性道德，提倡安全性行为：生殖道沙眼衣原体感染主要是通过性接触传播，患者可以通过性行为传染给性伴侣，甚至有可能通过密切生活接触传染给家里的其他人，不仅带来生理上痛苦，还造成家庭不幸福。

（2）讲究个人卫生，提倡淋浴，不使用他人的贴身衣物用具；每日清洗外阴、换洗内裤；沙眼衣原体可以通过密切接触传播，所以应注意不可使用他人的泳衣、内衣及浴盆；在公共场合尽量使用蹲式马桶。

（3）预防母婴传播：妊娠期孕妇生殖道感染沙眼衣原体应及时在医生的指导下用药治疗；新生儿出生后也需及时进行相关检查和治疗。

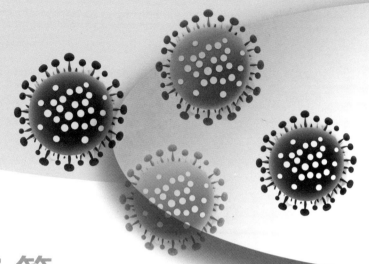

第 7 篇

解读神秘的病原体

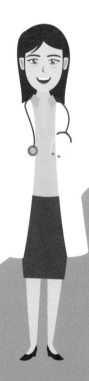

241. 什么是 TORCH ？

TORCH 是一组病原体的英文缩写，包括弓形虫（TOX）、风疹病毒（RV）、巨细胞病毒（CMV）、单纯疱疹病毒（HSV）和其他（other）可引起宫内感染和胎儿异常的一组病原体。

242. 什么是弓形虫？

弓形虫是一种人畜共患寄生虫，因其滋养体似弓形或半月形而被命名为弓形虫，可引起人体弓形虫感染或弓形虫病。

243. 弓形虫是怎么感染的？

弓形虫有先天性和获得性两种感染途径。先天性是指感染弓形虫的母亲经胎盘将弓形虫传染给胎儿导致的先天性弓形虫病；获得性主要为经消化道黏膜、损伤的皮肤等途径随血液或淋巴液扩散到全身有核细胞内，例如有生食或半生食猪、牛、羊、犬等动物肉类及其制品史，或有猫、犬等宠物饲养／接触史，或免疫功能低下／缺陷者有上述暴露史等，器官移植和输血也有可能感染弓形虫。

244. 感染了弓形虫对妊娠的影响有哪些?

妇女妊娠初期感染弓形虫后,少数可出现流产、早产、死产或畸形,妊娠中晚期感染弓形虫可造成胎儿出生后有脑、眼、肝、心、肺等部位的病变或畸形。

245. 什么是先天性风疹综合征?

孕妇感染风疹病毒（RV）后可导致新生儿出生后有一种或几种先天缺陷的表现,可患先天性心脏病、耳聋、失明、智力障碍等,称为先天性风疹综合征。

RV 为常见的经空气传播病毒,RV的感染对孕妇和胎儿的危害是很大的,妊娠期间感染还可造成死胎、流产。

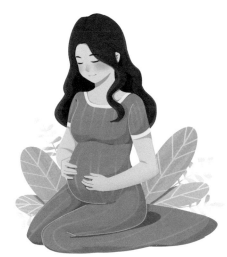

246. 孕期感染巨细胞病毒有哪些危害?

孕妇怀孕早期感染巨细胞病毒（CMV）可引起流产、死胎、早产、新生儿智力低下等。孕中晚期感染可引起子代巨细胞性肝功能损害、神经系统异常等。新生儿的CMV感染可在分娩过程中经过母亲产道时感染或通过母乳喂养感染。

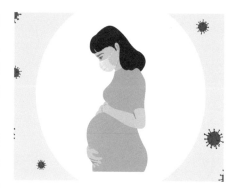

247. 巨细胞病毒抗体是保护伞吗?

巨细胞病毒（CMV）在人群中感染非常广泛，中国成人感染率达95%以上，所以多数成年人体内都有CMV抗体。抗体有限制CMV复制的能力，对相同毒株再感染有一定抵抗力，但不能抵抗内源性潜伏病毒的活化及CMV其他不同毒株的外源性感染，所以即使体内存在抗体，也有再感染的可能。而未感染过CMV的备孕女性对此病毒没有抵抗力，一旦在孕期初次感染对胎儿危害极大，所以孕期要特别注意避免感染，定期做产前检查。

248. 单纯疱疹病毒有什么危害?

人群中单纯疱疹病毒（HSV）感染非常普遍，感染率为80%～90%，病人和病毒携带者均为传染源。HSV分为I型和II型，主要通过与感染者或病毒携带者密切接触传播。

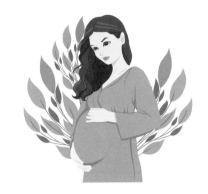

孕妇在妊娠期间感染HSV，可引起胎儿先天性感染。新生儿（小于7周龄）感染HSV后可能会引起广泛的内脏感染和中枢神经系统感染，死亡率较高。而新生儿感染的主要途径是出生过程中接触生殖道分泌物。为了减少胎儿和新生儿的感染，感染女性应在治疗后妊娠。

249. 引起宫内感染的病毒还有哪些?

除了弓形虫、风疹病毒、巨细胞病毒和单纯疱疹病毒四种病原体，梅毒螺旋体、细小病毒B19、带状疱疹病毒、柯萨奇病毒等也可引起宫内感染和胎儿异常。

250. 什么是 TORCH 血清学筛查？

TORCH 血清学筛查是通过检测备孕女性或孕妇体内病原体的 IgM 和 IgG 两种抗体，一方面了解是否有近期感染，避免感染期妊娠，另一方面可了解机体的免疫状态，与孕期的血清学筛查结果进行比较。

251. 什么是 IgM 和 IgG？

IgM 和 IgG 是机体针对某种病原体产生的两类抗体。IgM 仅出现在感染后早期且维持时间短，一般作为近期感染的诊断指标；IgG 出现迟，但可长期存在，通常作为既往感染的指标。

252. TORCH 检查的 IgM 和 IgG 怎么看？

IgM 阳性常表示近期有相应病原体的原发感染或再次感染，但也有特殊情况：一是部分弓形虫和风疹的特殊病例，有 IgM 的阳性结果长期存在的现象；二是由于某些干扰因素，出现假阳性结果。因此当 IgM 阳性时，我们需要结合 IgG 的检测结果进行判断：

（1）当 IgM、IgG 均为阳性时，需要复查 IgG 或加做 IgG 亲合力。

如果 IgG 结果没有明显变化或者显示 IgG 高亲合力，可以排除近期感染的可能。

（2）当 IgM 阳性、IgG 阴性，2~4 周后复查时 IgG 转为阳性，则可判断为近期感染。

 # 253. TORCH 检查报告怎么看？

筛查结果	临床意义
IgM-、IgG-	（1）未感染，可以怀孕； （2）建议孕早期动态监测 4 个常见病原体的 IgG 和 IgM，若发生阳转，应进行产前诊断。 （3）当风疹病毒为此结果时，建议接种风疹疫苗。
IgM+、IgG-	（1）既往感染过相应的病原体，没有近期感染，可以怀孕。 （2）孕期尤其是孕早期要注意巨细胞病毒和风疹病毒复发感染和再感染（相应病毒的 IgM+），孕晚期注意单纯疱疹病毒复发感染（IgM+）。如果 IgG 连续两次检测出现 4 倍增高，复发感染的可能性较大。
IgM-、IgG+	（1）可能是急性感染； （2）可能是 IgM 假阳性或长期持有； （3）2 周后复查，如 IgG 转为阳性，可判断为急性感染，未妊娠者推迟怀孕、妊娠者确定胎儿是否感染（推算孕周或产前诊断）。

筛查结果	临床意义
IgM+、IgG+	（1）如果为弓形体，可能是急性感染期如果为其他病毒，可能是感染后期。 （2）IgM 可能是假阳性，也可能是长期持有。如果 IgG 连续两次检测，出现 4 倍增高或 IgG 低亲合力，可判断为急性感染。 （3）如孕前判断为急性感染，建议推迟怀孕；孕期进行产前诊断。

注: 阳性以"+"表示、阴性以"-"表示。

从以上可以看出，某种病原体有无感染需要结合 IgM 和 IgG 这两种抗体的检测结果综合判断，必要时还需要动态监测或检测 IgG 亲合力才能准确判断感染的情况。另外妊娠期如果出现了急性感染，需要结合孕前检查结果来判断是初次感染还是再次感染。因此，孕前进行 TORCH 筛查尤为重要。

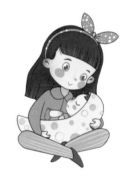

254. 孕前为什么要做 TORCH 检查?

鉴于病原体对胎儿可能造成的损害，从优生优育的角度考虑，孕前进行 TORCH 特异性抗体检查及孕期的定期监测都是很有必要的，尤其是有饲养或接触猫、狗，或有生食肉类史的女性应于计划妊娠前 3~5 个月进行 TORCH 特异性抗体检查。当血清学抗体检测提示近期感染者须推迟计划妊娠，以免造成胎儿畸形。对 RV 没有免疫力的女性应及时接种疫苗以获得免疫力。

255. 怀孕后感染了 TORCH 怎么办?

机体即使曾经感染过某种病原体，体内因此产生了免疫力，在妊娠期再次感染时也不能确保胎儿绝对安全。妊娠期筛查可以判断是否存在近期感染，但妊娠期感染也并不一定表示胎儿感染，需要临床综合评估，孕妇一定要遵从医嘱，合理规范地进行产前诊断。

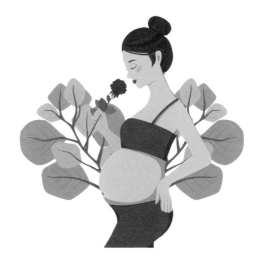

256. 什么是梅毒?

梅毒是由梅毒螺旋体感染人体引起的系统性、慢性性传播疾病，可引起人体多系统多器官的损害，导致组织破坏、功能失常，甚至危及生命。临床上可表现为一期梅毒、二期梅毒、三期梅毒、隐性梅毒和先天梅毒（胎传梅毒）等，梅毒在《中华人民共和国传染病防治法》中被列为乙类传染病防治管理。

257. 什么是梅毒螺旋体?

梅毒螺旋体也称为苍白密螺旋体,全长 7 ~ 8 μm,全身有 8~14 个致密而规则的小螺旋,两端尖直,运动活泼。梅毒螺旋体的抵抗力很弱,对温度和干燥特别敏感,离体在体外环境中干燥 1~2 h、50 ℃ 时 5 min 即死亡。

258. 梅毒感染现状怎么样?

近年来,梅毒发病呈上升趋势,2020 年全球约有 710 万人感染;2014 — 2019 年,我国梅毒报告的发病率由 30.93/10 万增长至 38.37/10 万,年均增长 4.41%。《2021 年全国法定传染病疫情概况》报告发病数显示梅毒占乙类传染病报告总数第 3 位。

259. 梅毒的传染源有哪些?

梅毒患者是唯一的传染源,患者的皮肤分泌物、血液、精液、乳汁和唾液中均有梅毒螺旋体。

260. 梅毒的传播途径有哪些?

（1）性接触传播：95%以上的梅毒是通过与梅毒患者性接触而传染的。

（2）母婴传播：包括胎盘传播、产道传播。可引起胎儿早产、流产、死产和新生儿梅毒。

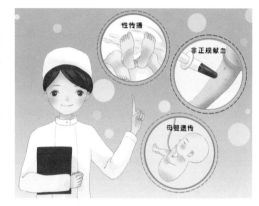

（3）血源性传播：梅毒的病程较长，梅毒螺旋体可在患者血液中潜伏一定时间。

（4）其他传播：接吻、哺乳或接触污染衣物、用具而感染。

261. 梅毒有哪些分类?

根据传播途径的不同，梅毒可以分为胎传（先天性）梅毒和获得性（后天）梅毒两种。根据病程分为早期梅毒（病程小于 2 年）和晚期梅毒（病程大于 2 年）。其中早期梅毒又分为一期梅毒、二期梅毒和早期潜伏梅毒；晚期梅毒分为三期梅毒和晚期潜伏梅毒。

262. 梅毒的实验室检查方法有哪些?

梅毒的实验室检查方法主要有梅毒螺旋体的直接检测、血清学试验和分子生物学检测。直接检测方法主要包括暗视野显微镜检查和镀银染色法;血清学试验包括非梅毒螺旋体血清学试验和梅毒螺旋体血清学试验;分子生物学检测指核酸扩增试验和基因分型。

263. 什么是暗视野显微镜检查?

顾名思义,是在显微镜下没有明亮的光线情况下,可以看到折光性的螺旋状菌体。在病变部位取样并进行检测,在暗视野显微镜可以观察到"能运动"的活梅毒螺旋体。梅毒螺旋体有旋转式、蛇形式和伸缩式3种运动方式。

264. 什么是镀银染色法?

梅毒螺旋体有嗜银性,经过银氨溶液染色后,可以在普通显微镜下看到被染成棕褐色的梅毒螺旋体菌体。

265. 什么是梅毒螺旋体核酸扩增试验?

梅毒螺旋体的核酸扩增试验是指用 PCR 技术扩增梅毒螺旋体 DNA，对皮损部位标本检测的敏感性和特异性较高，但血液标本的敏感性较低，梅毒临床诊断一般不推荐采用血液标本进行核酸扩增试验。

266. 梅毒血清学试验有哪些?

梅毒的血清学检测包括非梅毒螺旋体血清学试验（梅毒非特异性抗体检测，常见 RPR、TRUST 以及 VDRL）和梅毒螺旋体血清学试验（梅毒特异性抗体检测）两类抗体检测方法。见下表。

血清学检测方法分类	检测方法	缩写
非梅毒螺旋体血清学试验（梅毒非特异性抗体检测）	快速血浆反应素环状卡片试验	RPR
	甲苯胺红不加热血清试验	TRUST
	性病研究实验室玻片试验	VDRL
梅毒螺旋体血清学试验（梅毒特异性抗体检测）	梅毒螺旋体颗粒凝集试验	TPPA
	梅毒螺旋体血细胞凝集试验	TPHA
	酶联免疫吸附试验	ELISA
	快速免疫层析检测法	RT
	化学发光免疫分析试验	CLIA
	荧光螺旋体抗体吸收试验	FTA-ABS

梅毒非特异性抗体检测阳性反应与活动性梅毒有关，是诊断梅毒的重要依据，还可作为疗效观察、判愈、复发或再感染的指征。梅毒特异性抗体检测，是梅毒非特异性抗体检测阳性标本的确证试验，可用来排除其生物学假阳性。

267. 梅毒血清学试验筛查策略是什么?

《梅毒诊断》（WS 273-2018）规定，临床上可根据实验室条件选择任何一类血清学检测方法作为（初筛）试验，但初筛阳性结果需经另一类梅毒血清学检测方法复检确证，才能够为临床诊断或疫情报告等提供依据，有条件时亦可同时做这两类试验。

以下为以化学发光法为初筛试验时的筛查流程：

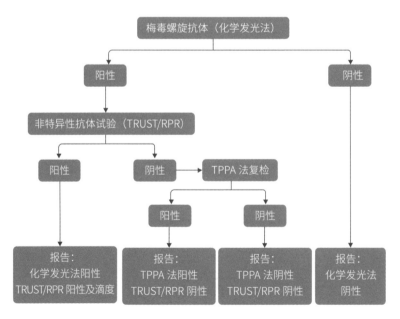

268. 梅毒血清学试验结果如何解读？

梅毒血清学试验检测结果		结果解释（临床诊断参考依据）
梅毒特异性抗体	梅毒非特异性抗体	
阳性	阳性	现症梅毒或治疗中梅毒／血清固定隐性梅毒（潜伏梅毒）
阴性	阳性	非特异性抗体生物学假阳性
阳性	阴性	临床治愈的早期梅毒（既往感染）或前带现象或极早期梅毒或方法学假阳性（如 CLIA、ELISA 法）
阴性	阴性	排除梅毒感染或极早期梅毒（窗口期尚无抗体产生）

269. 梅毒血清学试验结果阳性就是感染了梅毒吗？

　　梅毒血清学试验结果会受一些因素干扰，当梅毒非特异性抗体检测阳性时，应注意排除技术性（试剂或操作）、生理性（孕妇可有0.4%假阳性）、老年人和一些疾病的影响。如结缔组织疾病、自身免疫病（如麻风、红斑狼疮、类风湿、慢性风湿性心脏病、海洛因成瘾等）和某些急性发热病（如风疹、疟疾、水痘、肺炎、传染性单核细胞增多症）。一般来说患者血清滴度在1：8以上时梅毒感染的可能性大，低于1：8时，应考虑可能是上述疾病，并应用特异性试验来证实。

梅毒特异性抗体检测的敏感性和特异性高，但也有 1% 的生物学假阳性，可见于红斑狼疮、传染性单核细胞增多症等。

因此，梅毒血清学试验阳性，只提示所测标本中有抗类脂质抗体或抗 TP 抗体存在，不能作为患者感染梅毒螺旋体的绝对依据，检测结果应结合临床进行综合分析。

270. 女性患有梅毒可以怀孕吗？

由于梅毒螺旋体可以通过胎盘传播给胎儿，造成流产、死胎、新生儿死亡和先天梅毒等不良妊娠结局，所以夫妻任意一方一旦发现感染梅毒，应暂缓怀孕，经规范治疗并治愈后在专科医生指导下计划妊娠。

271. 梅毒患者怀孕了怎么办？

患有梅毒或性伴患有梅毒的女性如果发现已经怀孕了，一定要到正规医院进行规范检查和治疗，切不可抱有侥幸心理隐瞒病史，以免造成不可挽回的后果。

272. 妊娠期患有梅毒一定要终止妊娠吗?

产前超声监测可以减少胎传梅毒所致的畸形儿出生,尤其是四维超声能及早发现胎儿畸形,如果超声检查发现胎儿明显受累,常常提示预后不良,建议终止妊娠。

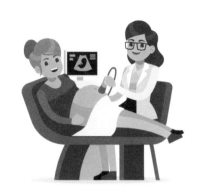

273. 什么是先天梅毒?

先天梅毒(胎传梅毒)是通过母婴传播获得的梅毒,最常见于未得到适当治疗或未接受任何治疗的梅毒感染孕妇,是导致早期婴儿死亡的最常见新生儿感染之

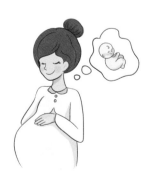

一。先天性梅毒的发生与孕妇梅毒血清抗体 RPR 滴度、梅毒分期及孕期治疗距离分娩的时间长短有关,血清 RPR 滴度高、早期梅毒、驱梅治疗后不足 30 d 分娩者,孕妇发生流产、死胎、胎儿畸形及先天梅毒儿的概率高。

274. 先天梅毒临床表现有哪些?

（1）早期先天梅毒：2 岁以内发病，类似于获得性二期梅毒。常见发育不良、梅毒性鼻炎及喉炎、骨髓炎、肝脾肿大、贫血等。

（2）晚期先天梅毒：2 岁以后发病，类似于获得性三期梅毒。常出现炎症性损害或标志性损害（前额圆凸、马鞍鼻等）。

（3）隐性先天梅毒：即先天梅毒未经治疗，无临床症状，梅毒血清学试验阳性，脑脊液检查正常。

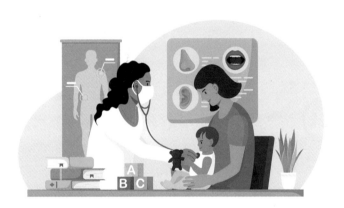

275. 先天梅毒如何确诊?

先天梅毒的确诊需要符合 3 个条件：

（1）母亲是梅毒患者。

（2）符合相应的临床表现。

（3）符合下列实验室检查中的任意一项：

①在早期胎传梅毒儿的皮肤黏膜损害或组织标本中可查到梅毒螺旋体，或核酸扩增试验检测梅毒螺旋体核酸阳性；

②出生时非梅毒螺旋体血清学试验阳性，滴度大于或等于母亲分娩前滴度的 4 倍，且梅毒螺旋体血清学试验阳性；

③梅毒螺旋体 IgM 抗体检测阳性；

④出生时不能诊断胎传梅毒的儿童，任何一次随访过程中非梅毒螺旋体血清学试验由阴转阳，或滴度上升，且梅毒螺旋体血清学试验阳性；

⑤在 18 月龄前不能诊断胎传梅毒的儿童，18 月龄后梅毒螺旋体血清学试验仍阳性。

276. 先天梅毒如何预防？

先天梅毒是一种可以预防的疾病，对感染梅毒的孕妇进行早筛查、早诊断和早治疗可以减少和消除先天梅毒的发生，越早治疗效果越好。

妊娠期驱梅治疗有双重作用，一方面可以通过治疗减少梅毒螺旋体对孕妇机体的伤害；另一方面预防胎儿宫内感染，减少死胎、死产、胎儿畸形及先天性梅毒儿等不良妊娠结局的发生率。

277. 什么是隐性梅毒？

隐性梅毒也被称为潜伏梅毒，有部分人感染了梅毒螺旋体后，在体内可终身潜伏（血清反应阳性，而无症状和病变），或在二、三期梅毒活动，局部病变消失而血清反应阳性。这类无任何临床表现，脑脊液检查正常，梅毒血清学检查为阳性的患者称为隐性梅毒患者。

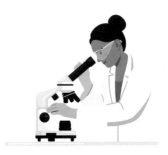

278. 梅毒为何会呈隐性？

（1）患者身体的免疫力和抵抗力较强。人体感染了梅毒螺旋体，如果感染的菌群量比较少、毒性不强，或者感染者个人免疫力比较强，梅毒感染后就不会表现出临床症状，而是在体内潜伏下来。

（2）梅毒治疗过程中用药剂量不足或者治疗不彻底，但身体内的抵抗力恰好能抑制住梅毒螺旋体，所以也会变成隐性。

（3）生活中抗生素的使用也是隐性梅毒产生的原因，比如有患者在感染梅毒螺旋体时恰好感冒，而某些抗生素类感冒药能对梅毒螺旋体有暂时的抑制作用，所以也就形成了隐性梅毒。

279. 隐性梅毒有何危害？

隐性梅毒的危害在各种梅毒分型中居于首位，因为其缺乏明显的不适和临床表现，大部分患者难以发现，不单是延误了梅毒患者自身的治疗，也造成了梅毒的广泛传播，给公共卫生安全造成危害。

隐性梅毒早期具有传染性，至晚期其传染性减弱或消失，但是对于孕妇来说，梅毒螺旋体仍可通过胎盘传给胎儿。

隐性梅毒患者没有症状，并非梅毒已经彻底治愈，患者血中仍有梅毒螺旋体存在。隐性梅毒在患者免疫力降低时会转变为显性梅毒，若因无症状长期被忽视不处理，可发展为晚期梅毒，造成血管、神经系统等的损害。

280. 隐性梅毒如何诊断？

隐性梅毒因无明显的临床表现或经过治疗后症状已消失，故梅毒血清学试验成为隐性梅毒临床诊断中的重要依据。需要注意的是，梅毒血清学试验虽然重要，但不能作为唯一的诊断依据，隐性梅毒的诊断需要临床医生结合病史、临床症状、体格检查及实验室检查等进行综合分析。

281. 梅毒如何预防？

首先应加强健康教育和宣传，避免不安全的性行为，其次应采取预防措施：

（1）坚持洁身自爱，杜绝性滥交。使用安全套是性行为中最有效的预防性病的措施之一。

（2）患梅毒的孕妇，应及时进行有效治疗，以防止将梅毒传染给胎儿，阻断母婴传播；未婚的梅毒感染者，建议治愈后再结婚。

（3）在医生指导下正确输血和使用血制品；不要吸毒，不与他人共用注射器。

（4）不要借用或共用牙刷、剃须刀、刮脸刀等个人用品；到正规的医疗机构补牙、看牙和治疗其他口腔疾病。

（5）减少感染的高危行为，进行必要的筛查。

参考文献

[1] 朱碎永，朱燕英，林甲进．新生儿 Rh 溶血病的检查分析及预防 [J]．中国优生与遗传杂志，2007, 15(3): 68-69.

[2] 周凡，李雅倩，邓茜茜，等．产科患者血液管理 [J]．中华妇幼临床医学杂志（电子版），2020, 16(5): 497-503.

[3] 操良会．孕妇血液细胞学常见指标的变化 [J]．世界最新医学信息文摘（连续型电子期刊），2021, 21(11): 249-250.

[4] 周玉芹．连云港地区女性贫血的发生率及导致其发生贫血的原因 [J]．当代医药论丛，2018, 16(17): 174-175.

[5] 刘中娜，蒋荣珍，滕银成．妊娠期血小板减少诊疗进展 [J]．医学综述，2021, 27(4): 685-690+696.

[6] 窦晓光，徐小元，南月敏，等．2022 年肝脏疾病研究进展 [J]．中华肝脏病杂志，2023, 31(1): 3-15.

[7] 吴智威，郑秀惠，郭建新，等．妊娠期肝功能异常的研究进展 [J]．中华肝脏病杂志，2019, 27(8): 653-656.

[8] 王猛，沈爱宗．妊娠期药物性肝损伤研究进展 [J]．药学进展，2023, 47(2): 101-107.

[9] 杨宁，李玉明．从指南变迁看妊娠期高血压疾病的诊治 [J]．中国实用内科杂志，2019, 39(1): 23-26.

[10] 刘铭忆，马秀华．妊娠期糖尿病妇女产后转归及随访的研究进展 [J]．中华全科医学，2022, 20(1): 109-112+116.

[11] 李晨，张俊绘，赵慧敏．妊娠期糖尿病对子代长期影响的研究进展 [J]．内蒙古医科大学学报，2022, 44(2): 213-216.

[12] 肖立，牛建民．妊娠合并甲状腺功能异常：子痫前期风险与防范 [J]．中国实用妇科与产科杂志，2018, 34(5): 499-503.

[13] 王慧，王丽，陈健，等．育龄妇女孕前甲状腺功能检测结果及其影响因素分析 [J]．中国妇幼健康研究，2021, 32(3): 443-447.

[14] 叶文慧，何柳瑜，吕小飞，等．妊娠早期合并亚临床甲状腺功能减退妇女自身抗体阳性对不良妊娠结局的影响 [J] . 实用妇产科杂志，2018, 34(1): 34-37.

[15] 刘成程，巩振华，岳欣．不同诊断标准下亚临床甲状腺功能减退症发病率及对妊娠结局的影响 [J] . 中国实验诊断学，2019, 23(6): 995-998.

[16] Blatt A J, Nakamoto J M, Kaufman H W. National status of testing for hypothyroidism during pregnancy and postpartum[J] . J Clin Endocrinol Metab, 2012, 97(3): 777-784.

[17] 高丽红，周翔海．桥本甲状腺炎诊治研究进展 [J] . 中华全科医师杂志，2018, 17(3): 235-238.

[18] 李力，李银锋．妊娠合并淋病的诊断及规范治疗[J].中国实用妇科与产科杂志，2016, 32(6): 517-519.

[19] 杨娜，高红梅，张海红，等．妊娠期淋病对妊娠结局的影响及治疗分析 [J] . 解放军医药杂志，2014, 26(8): 67-69.

[20] 林璟，周超，谭天宇，等．重庆市 2010—2021 年生殖道沙眼衣原体感染流行特征分析 [J] . 中国艾滋病性病，2023, 29(4): 453-456.

[21] 中国肝炎防治基金会，中华医学会感染病学分会，中华医学会肝病学分会．阻断乙型肝炎病毒母婴传播临床管理流程 (2021 年)[J] . 中华传染病杂志，2021, 39(3):139-144.

[22] 刘景桢，连晗，刘淮．关于隐性梅毒诊断的思考 [J] . 皮肤病与性病，2019, 41(2): 175-176.

[23] 张小荣，栾荣生．中国梅毒防控规划实施后对梅毒发病的影响 [J] . 现代预防医学，2023, 50(7): 1321-1326.

[24] Roberts C P, Raich A, Stafylis C, et al. Alternative Treatments for Syphilis During Pregnancy[J] . Sex Transm Dis, 2019, 46(10):637-640.

[25] 李珊珊，李晶晶，吴智敏，等．妊娠梅毒和胎传梅毒的诊疗与防治 [J] . 皮肤科学通报，2021, 38(1): 13-18+2.